AF747594

LA MÉDECINE…
ART OU SCIENCE ?

Médecine à travers les siècles

Collection dirigée par le Docteur Xavier Riaud

L'objectif de cette collection est de constituer « une histoire grand public » de la médecine ainsi que de ses acteurs plus ou moins connus, de l'Antiquité à nos jours.
Si elle se veut un hommage à ceux qui ont contribué au progrès de l'humanité, elle ne néglige pas pour autant les zones d'ombre ou les dérives de la science médicale.
C'est en ce sens que – conformément à ce que devrait être l'enseignement de l'histoire –, elle ambitionne une « vision globale » et non partielle ou partiale comme cela est trop souvent le cas.

Dernières parutions

Pierre AUBRY et Bernard-Alex GAÜZERE, *La France et ses médecins aux Amériques du XVIe au XIXe siècle*, 2021.
Frédéric DUBRANA, *La naissance de la médecine opératoire en Occident. De Hammourabi au concile de Latran*, 2021.
Patrice PINET, *Les philosophes, la maladie et la médecine de Hegel à Michel Foucault*, 2021.
Patrice PINET, *Les philosophes, la maladie et la médecine d'Epicure à David Hume*, 2021.
Jacques VASSAULT, *Contribution à l'histoire de l'asile d'aliénés d'Évreux. Tome III : Les comportements*, 2021.
Michel A. GERMAIN, *La reconstruction du nez. Une longue histoire chirurgicale*, 2021.
Lauriane BAUMANN, *Étude de soldats de la Première Guerre mondiale inhumés à Spincourt. Estimation du sexe, de l'âge et état bucco-dentaire*, 2021.
Philippe MARRE (sous la dir. du président), *L'Académie Nationale de Chirurgie au service de l'histoire. Séances solennelles : articles et conférences*, 2021.
Françoise GUILLON-METZ, Mélanie GUERIN-BOYER, *Louis XIV un souverain diabétique, ou De Regis Gallicorum re medica*, 2021.
Xavier RIAUD, *Petit manuel historique de l'odontologie du sport*, 2021.

Sous la direction de
Dominique Le Nen et Frédéric Dubrana

LA MÉDECINE…
ART OU SCIENCE ?

Préface d'André Comte-Sponville

L'Harmattan

© L'Harmattan, 2022
5-7, rue de l'Ecole-Polytechnique, 75005 Paris
http://www.editions-harmattan.fr
ISBN : 978-2-343-24892-9
EAN : 9782343248929

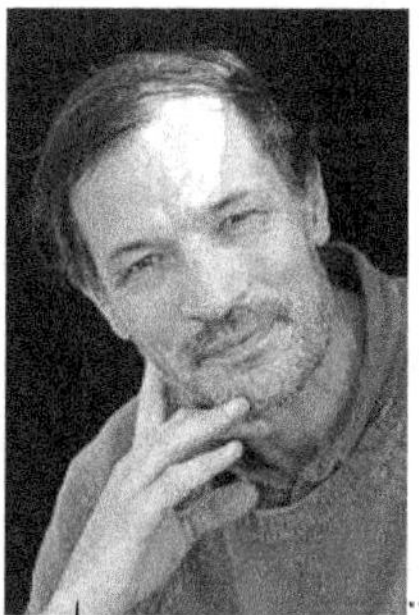 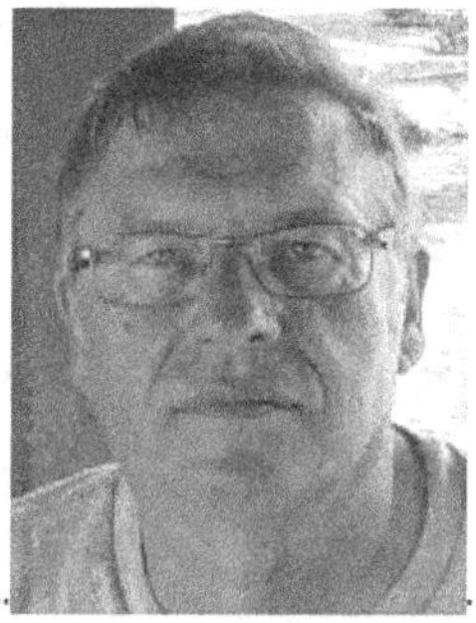 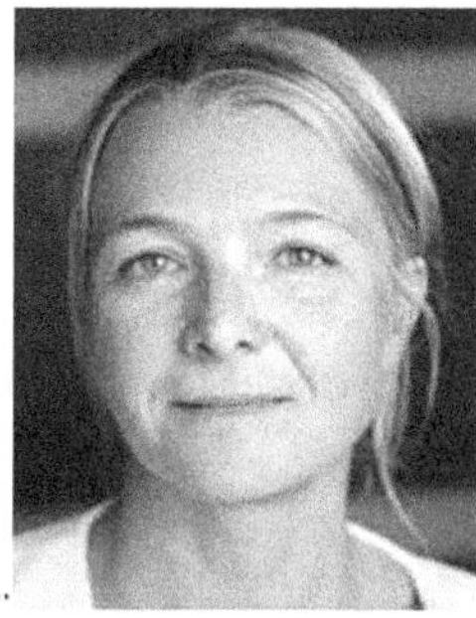

David Le Breton — Jean-Claude Dupont — Geneviève Hery-Arnaud

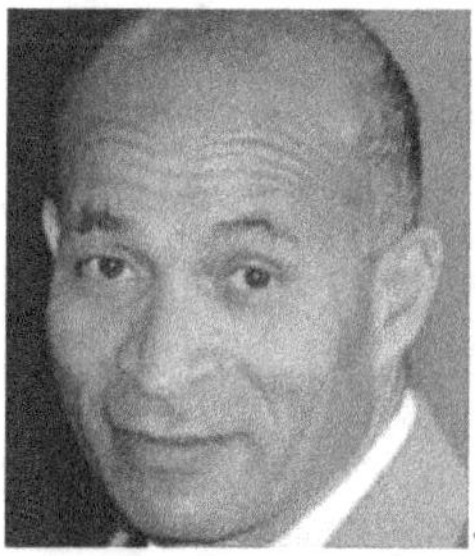 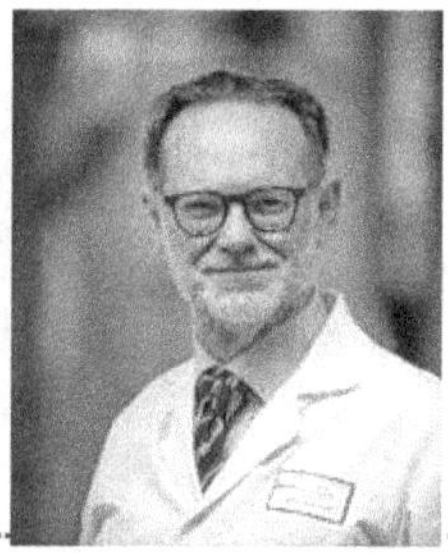 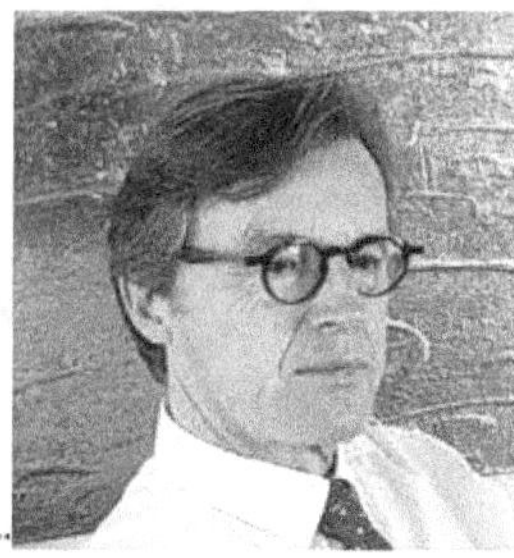

Frédéric Dubrana — Philippe Liverneaux — Patrick Moureaux

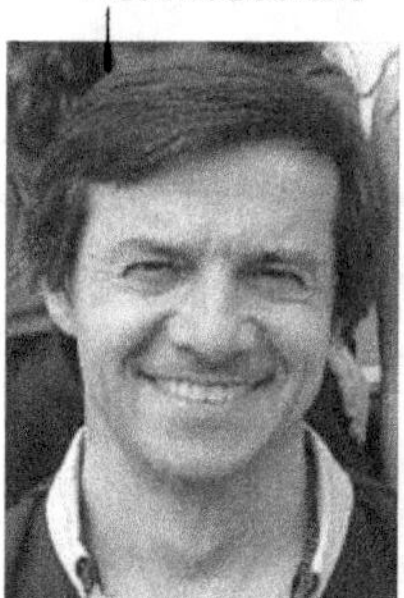 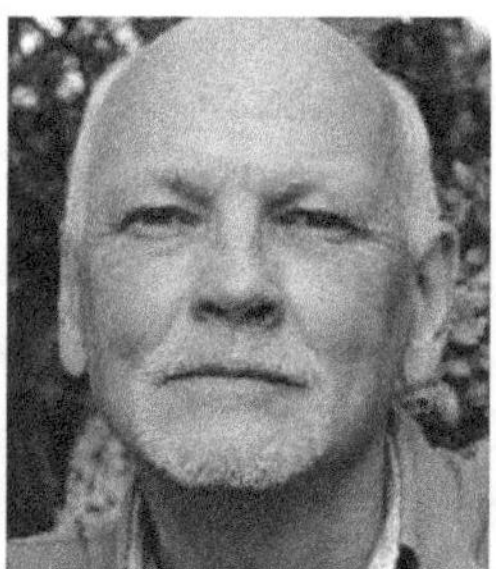 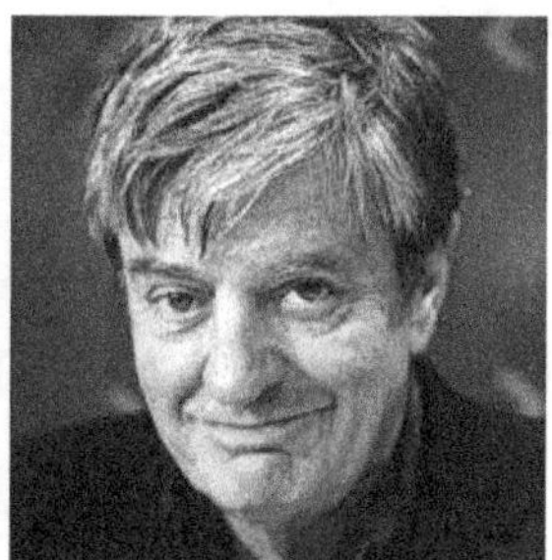

David Jousset — Dominique Le Nen — Jacques Blanc

Les auteurs

Préface

André Comte-Sponville

Cela ressemble à une question de cours ou à un sujet de dissertation : « La médecine est-elle art ou science ? » Rien n'empêche qu'elle soit les deux à la fois, donc que la disjonction, comme diraient les logiciens, soit inclusive plutôt qu'exclusive. C'est d'ailleurs dans ce sens que vont la plupart des textes qui suivent, et c'est heureux. Reste à s'entendre sur le vocabulaire, avant d'en venir au fond.

La médecine ne fait évidemment pas partie des beaux-arts : son but est la santé, non la beauté (même si la chirurgie esthétique, de ce point de vue, peut faire une espèce d'exception, dont on perçoit vite les limites) ; elle tend à préserver ou restaurer le bien-être, non à susciter l'émotion ou l'admiration. Cela n'empêche pas d'admirer tel ou tel médecin, ni d'être ému, parfois, par tel ou tel de ses comportements. Mais cela vient par surcroît, sans constituer en rien l'essentiel de ce qu'il vise ou fait.

Si l'on considère souvent la médecine comme art, et depuis fort longtemps, c'est donc plus au sens du latin *ars* ou du grec *technè* (ces deux mots, dans l'Antiquité, étaient la traduction usuelle l'un de l'autre) qu'au sens moderne ou esthétique du mot : cela fait du médecin un artisan plutôt qu'un artiste. Car il y a bien une technique médicale, ou plutôt plusieurs, qui relèvent de savoir-faire particuliers, que le futur médecin doit apprendre et que tout praticien se doit d'entretenir et d'actualiser. La dimension proprement scientifique n'en demeure pas moins, ou plutôt ne cesse de s'accroître, sans supprimer pour autant la dimension proprement artisanale du métier. Méfions-nous du scientisme, en médecine comme ailleurs ! L'idée que le *savoir* puisse un jour totalement dispenser de *savoir-faire* — donc que la médecine cesse d'être un art, en ce sens, pour n'être plus que science — est une illusion dangereuse : parce qu'elle évacuerait l'art de soigner (avec ce que cela suppose de subjectivité, de normativité, de liberté) au profit d'un savoir exclusivement objectif, donc impersonnel et même, à la limite, inhumain.

On verra, dans le très riche volume qu'on m'a demandé de préfacer, à quel point les auteurs — certains sont médecins, d'autres non — ont conscience de l'enjeu. À trop valoriser la scientificité, ou trop exclusivement, on risque d'oublier la dimension irréductiblement relationnelle, humaine et donc doublement singulière (il n'y a pas deux médecins identiques, ni deux patients) de l'acte médical. Le danger, comme le note David Le Breton, c'est que le patient tende à « disparaître dans sa singularité », pendant que « le médecin se transforme en ingénieur de fragments d'organismes détachés de leur ensemble, sans lien existentiel avec le sujet qui les incarne, comme d'innombrables patients en font quotidiennement l'expérience avec des médecins qui ne les écoutent pas, les yeux braqués sur leur ordinateur, les examens biologiques ou les imageries ». Cela, qu'il m'est arrivé parfois de vivre, comme patient, me fait penser, *a contrario*, à cette réponse que fit un jour le Pr Bernard Grenier (qui me le rapporta lui-même) à un étudiant venu faire un stage dans le service hospitalier — en l'occurrence de pédiatrie, à l'hôpital de Tours — qu'il dirigeait. Le professeur demande à l'étudiant pourquoi il désire faire ce stage. « Parce que, répond le jeune homme, je veux voir des maladies. » Et l'ami Bernard de répondre : « Alors vous allez être déçu ! Dans mon service, il n'y a pas de maladies, il n'y a que des malades ! » C'était rejoindre l'immémoriale sagesse d'Aristote, qui rappelait que le médecin se doit d'être au service du patient, non de la médecine. Que nul n'entre ici (à l'hôpital ou en médecine de ville) s'il croit que la science suffit !

Elle n'en est pas moins nécessaire, et de plus en plus, et c'est une merveilleuse nouvelle ! Nous avons une chance formidable : on n'a jamais vécu aussi longtemps (vingt ans d'espérance de vie gagnés en moins d'un siècle), on n'a jamais guéri, évité ou surmonté autant de maladies (même celles qui effrayaient le plus : la tuberculose, le cancer, le sida...), et on le doit d'abord aux progrès, non de nos médecins, comme individus ou comme artisans, mais bien de la médecine, comme science ou plutôt comme discipline qui se déploie, pour le dire dans les mots de Georges Canguilhem, « au carrefour de plusieurs sciences ». Ne laissons pas croire que scientificité et humanité (au sens où celle-ci est une vertu) seraient, dans la pratique médicale, en proportion inverse l'une de l'autre, de telle sorte que les progrès de celle-là entraîneraient immanquablement la régression de celle-ci ! C'est le contraire qui est vrai. Manquer de compétence scientifique, pour un médecin d'aujourd'hui, c'est aussi manquer d'humanisme vrai (c'est n'être pas à la hauteur de ses responsabilités d'humain et de médecin) ; manquer d'humanité, c'est manquer de compétence professionnelle, et même scientifique (car c'est méconnaître les multiples études scientifiques faisant ressortir l'importance thérapeutique du « colloque singulier » entre le médecin et son patient). Je l'ai dit bien souvent aux médecins qui m'ont invité à leurs travaux : ne laissez pas le monopole de la douceur aux médecines douces, ni celui de l'humanisme aux ignorants !

Il y a plus. Si la médecine reste un art, c'est aussi parce que la fin qu'elle vise fait partie de sa définition. Ce n'est le cas d'aucune science, ni d'aucune technique. Un marteau reste un marteau, qu'on s'en serve pour planter un clou ou pour briser un crâne. Et une science, quelque but qu'on vise à travers elle. À quoi servent les mathématiques ? Les mathématiques ne répondent pas. Quel est le but de la biologie ? La biologie ne répond pas. La finalité des sciences n'est pas une question scientifique. Qu'on se serve des mathématiques pour calculer la trajectoire d'une fusée ou pour frauder le fisc, qu'on se serve de la biologie pour assassiner quelqu'un ou pour lui sauver la vie, cela ne change rien d'essentiel aux mathématiques ni à la biologie : leur statut épistémologique n'est pas modifié par l'usage qu'on en fait. C'est qu'elles se définissent par leur objet et leur méthode, point par le but qu'on leur assigne. Alors que quelqu'un — comme le tristement célèbre docteur Mengele, à Auschwitz — qui se servirait de la médecine pour conseiller des tortionnaires ou pour faire des expériences néfastes à la santé de ceux qui les subissent, il pourrait bien être médecin, de par son statut ou sa formation, mais il ne ferait plus, à ce moment-là, de la médecine ! C'est en quoi la médecine, dans son essence, est plus qu'une technique ou qu'une science (lesquelles peuvent servir identiquement à des fins différentes, voire opposées). Elle est bien un art, non seulement au sens artisanal du mot, mais en ceci que *sa fin* (la santé du patient) *fait partie de sa définition* (comme médecine). Une science, disait le grand mathématicien Henri Poincaré, « parle toujours à l'indicatif, jamais à l'impératif » : elle dit ce qui est, dans le meilleur des cas, plus souvent ce qui peut être, jamais ce qui doit être. Elle est normativement neutre (ou ne reconnaît d'autre norme que le possiblement vrai et le certainement faux). Ce n'est pas le cas de la médecine ! Loin d'être normativement neutre, celle-ci est toujours normativement orientée et définie : elle n'est médecine qu'en tant qu'elle tend à la santé ou au bien-être du patient. Comme le note David Jousset, la médecine « ne peut faire abstraction des valeurs qui justifient son action, sur le plan déontologique donc éthique et juridique ». C'est ce que rappelle le serment d'Hippocrate : *primum non nocere*. Parce que la santé serait elle-même une valeur ? Je n'en crois rien (je n'admire pas quelqu'un parce qu'il est en bonne santé, ni n'ai honte, quand je le suis, d'être malade). La santé est un bien, plus qu'une valeur. Mais *prendre soin* de l'autre est une valeur (ou plusieurs : la sollicitude, la bienveillance, la compassion, l'amour parfois...), voire un devoir, dans certains métiers, et ce sont cette valeur et ce devoir qui font de la médecine ce qu'elle est : non simple science, ni simple technique, ni simple artisanat ou « bricolage » (comme dit l'un des auteurs de ce recueil), mais art véritablement. Elle est l'art, scientifiquement informé, de soigner.

Même la médecine « fondée sur les preuves » (dite EBM, pour *Evidence-Based Medicine*) n'y échappe pas : elle n'invalide pas la médecine comme art, note Jean-Claude Dupont, « puisque l'acte médical implique toujours la *phronesis* [la prudence, la sagesse pratique] face à la singularité des cas », d'où « l'importance de la clinique, qui doit dicter l'usage des outils techniques ». Et d'ajouter, rejoignant par-là David Jousset, que « l'analyse logique des énoncés médicaux montre d'ailleurs leur spécificité, qui est de se caractériser par l'intervention de valeurs, c'est-à-dire de ce qui est préférable, à la différence des énoncés scientifiques, qui restent neutres de ce point de vue. »

Bref, toute scientifique qu'elle soit (et elle ne le sera jamais trop, j'y insiste), la médecine reste bien un art : elle est « un art du soin », comme dit encore Jean-Claude Dupont, et cela, sous différentes formes (prendre soin, soigner, guérir quand on peut…), fait définitivement partie de son essence ou de sa définition. Tout le reste — sciences, techniques, imageries, outils… — n'est fait que de moyens. Ceux-ci ne seront jamais trop efficaces, ni jamais suffisants. Parce qu'ils ne relèvent de la médecine que par la fin (la santé du patient) qu'ils visent, ou plutôt au service de laquelle un professionnel (le médecin, le soignant) les met en œuvre.

La médecine, science ou art ? Les textes qui suivent, quoique d'approches fort différentes, s'accordent sur l'essentiel : qu'elle est les deux, indissociablement, et pourtant de plus en plus scientifique, et c'est tant mieux, sans être pour autant de moins en moins un art (l'art de soigner), en tout cas au sens que j'ai proposé, c'est-à-dire, finalement, un humanisme en acte.

Ne comptez pas, amis médecins, sur la compétence scientifique pour y suffire, ni sur l'humanisme pour tenir lieu de compétence !

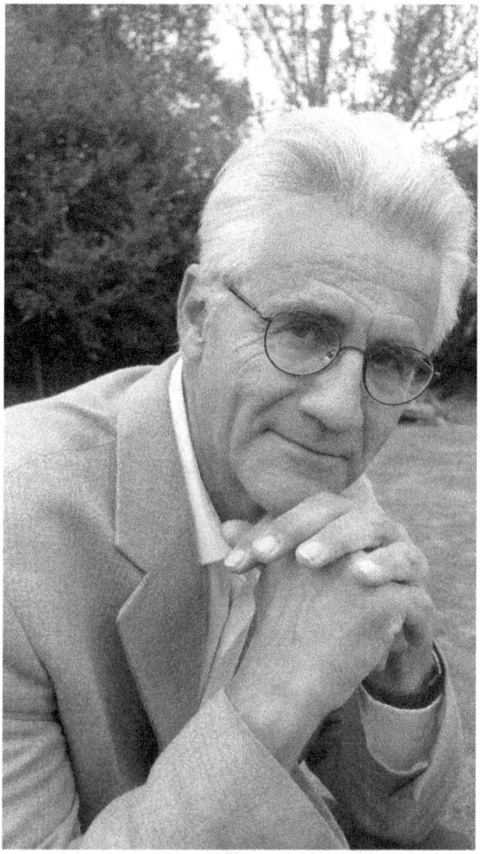

André Comte-Sponville, né en 1952, est l'un des philosophes français les plus lus et les plus traduits dans le monde. Il se définit comme matérialiste (à la façon d'Épicure), rationaliste (à la façon de Spinoza) et humaniste (à la façon de Montaigne). Il a publié une trentaine d'ouvrages, dont le célèbre *Petit traité des grandes vertus* (PUF, 1995) et un très personnel *Dictionnaire philosophique* (PUF, 2001, rééd. 2021). Il fut longtemps maître de conférences à l'Université Paris (Panthéon-Sorbonne) et membre du Comité consultatif national d'éthique, de 2008 à 2016. Il est aujourd'hui éditorialiste dans le magazine *Challenges*. Ses livres les plus récents : *Dictionnaire amoureux de Montaigne* (Plon, septembre 2020) et *Que le meilleur gagne !* (Robert Laffont - INSEP, 2021).

La médecine comme un art de la clinique

David Le Breton

D'une science de l'organisme...

À partir des premiers anatomistes, et surtout après Vésale, la représentation du corps n'est plus solidaire d'une vision holiste de la personne ; elle ne déborde plus pour chercher son principe dans un cosmos humanisé. Les anatomistes distinguent l'homme de son corps, ils descellent les cadavres et se penchent sur « un bel exemple de la machine humaine » (Marguerite Yourcenar) dont l'identité est indifférente. L'importance de l'anatomo-pathologie dans le sillage de Bichat alimente encore ce souci du corps, ou plutôt de l'organisme, dans la pratique médicale qui devient essentiellement une histoire anatomo-physiologique, puis, plus largement biologique au cours du XXe siècle[1].

Le savoir bio-médical est un savoir sur l'organisme. Le socle épistémologique de la médecine repose sur l'étude rigoureuse du corps, mais d'un corps en apesanteur, coupé de la personne, et perçu comme réceptacle de la maladie. Il fait du patient le propriétaire plus ou moins heureux d'un corps qui poursuit ses bio-logiques propres. La maladie n'est ni perçue ni traitée comme l'effet d'une aventure individuelle inscrite dans une société et en un temps donné, selon une biographie spécifique, mais comme la faille anonyme d'une fonction ou d'un organe. Le patient est atteint par ricochet, sans être directement en cause, hormis sous la fiction de la moyenne épidémiologique à travers ses habitudes alimentaires, son rythme de vie, sa consommation de tabac et d'alcool, et autres données. Son organisme seul est visé. La médecine néglige structurellement l'épaisseur de la personne, son cheminement personnel, son contexte familial ou relationnel, son angoisse, pour considérer essentiellement le « mécanisme corporel » qu'il donne à voir à l'examen ou aux diverses imageries.

[1] cf. sur tous ces points, je renvoie à David Le Breton. Anthropologie du corps et modernité. Éd. PUF, Paris, 2020 ; et à : La chair à vif. De la leçon d'anatomie aux greffes d'organes. Éd. Métailié, Paris, 2008.

La biomédecine d'aujourd'hui transforme toujours davantage le corps en une coagulation infinie d'informations en interaction les unes les autres. Le patient tend à disparaître dans sa singularité, la médecine l'a vu d'abord comme un corps avec l'essor de l'anatomie, puis en organisme au XIXe siècle avec les avancées de la génétique, de l'infectiologie et d'autres disciplines, en somme de la biologie dans son ensemble, il devient désormais un système informationnel, qui laisse d'ailleurs certains rêver d'une médecine à distance avec des capteurs, sans plus aucune nécessité de rencontrer physiquement le patient devenu pure matière organique. Le médecin se transforme en ingénieur de fragments d'organisme détachés de leur ensemble, et sans lien existentiel avec le sujet qui les incarne, comme d'innombrables patients en font quotidiennement l'expérience avec des médecins qui ne les écoutent pas, les yeux braqués sur leur ordinateur, les examens biologiques ou les imageries. Non que ces méthodes d'investigation ne soient essentielles, mais elles le sont surtout en étant ressaisies dans la relation singulière à un patient vu comme un interlocuteur.

Certains praticiens se sentent encombrés de patients dont ils ne savent que faire, surtout s'ils répondent mal aux lois de causalité qu'ils pensent avoir identifiées, et osent donner leur avis sur leur pathologie[2]. Ils les considèrent alors parfois comme l'accessoire de leur maladie, et non comme son sujet. Dans l'élaboration graduelle de son savoir et de son savoir-faire, la médecine a négligé le sujet et son histoire, son milieu social, son rapport au désir, à l'angoisse, à la mort, le sens de la maladie. Ce pari du corps repose sur une anthropologie résiduelle. Ce n'est pas un savoir sur l'humain, mais un savoir anatomique et physiologique, poussé à son extrême degré de raffinement par l'hyperspécialisation autour de certaines fonctions ou de certains organes, l'usage des nouvelles technologies d'imagerie dans l'élaboration du diagnostic, le

[2] L'immense domaine recouvert par la clinique de la douleur chronique est révélateur à ce propos d'une difficulté d'établir un diagnostic et surtout l'impossibilité souvent à soulager, malgré l'existence profondément altérée du patient, cf. David Le Breton. Tenir. Douleur chronique et réinvention de soi. Éd. Métailié, Paris, 2017.

recours à des moyens toujours plus sophistiqués, notamment les systèmes experts informatisés pour l'aide au diagnostic, ce sont là des logiques médicales, parmi d'autres, qui arrivent à un point d'aboutissement.

La médecine assimile les mouvements physiologiques et leur enracinement anatomique et fonctionnel à une machine biologique complexe. Connaître le processus nosologique et les réactions du corps à son égard suffirait pour circonvenir la maladie, perçue comme entité étrangère. Cette représentation est nuancée de façon sensible par le style propre du praticien ou le recours qui a longtemps prévalu au médecin de famille (aujourd'hui au généraliste) qui connaît de longue date l'histoire de son patient et fait intervenir intuitivement d'autres données dans l'appréciation de ses maux et des moyens de l'en guérir. Dans cette relation personnalisée, où l'expertise est au service de l'intuition, le médecin est autre chose qu'un technicien ou un expert du corps humain. S'il en a la compétence et la sensibilité, il atteint le malade au-delà de l'écran du symptôme.

Les raisons de l'efficacité de la médecine dans certains domaines sont aussi celles de ses failles dans d'autres. C'est le choix d'un paradigme, qui éclaire un certain nombre de faits, laissant les autres dans l'ombre, ou à l'initiative de la consultation clinique. La médecine considère les efficacités qu'elle suscite supérieures à ce qu'elle manque. Mais elle donne prise ainsi à un débat public, à des polémiques, à des critiques. Elle soigne une maladie, non un malade, c'est-à-dire un sujet inscrit dans une trajectoire sociale et individuelle.

Dans ces conditions, pour de nombreux médecins, l'aspect relationnel est secondaire, la consultation ou la visite au chevet du malade est réduite au seul recueil des informations nécessaires au diagnostic. En médecine libérale souvent à cause d'un souci de rentabilité fort peu thérapeutique. En médecine hospitalière, l'aspect relationnel est délégué aux infirmières et aux aides-soignantes. Le praticien valorise plutôt l'aspect technique de son métier. Si l'on considère la médecine comme une science et non comme un art, comme une physique de l'humain en oubliant son anthropologie, alors en effet la parole singulière du sujet souffrant devient sans intérêt, elle fait perdre du temps. La médecine hospitalière favorise une vision instrumentale de l'humain. Elle valorise plutôt l'aspect technique du métier, d'où d'ailleurs le statut ambigu des sciences humaines dans le programme des études médicales. En quête de la meilleure objectivation des symptômes, la parole ou l'écoute du patient lui paraît souvent secondaire.

Aucun médecin n'incarne l'ensemble de la médecine, d'autant qu'il serait malaisé de postuler qu'un savoir totalisant et univoque sur la maladie soit possible. Certes, la médecine n'est pas un savoir relatif, mais elle est trop immense pour devenir le monopole de quelqu'un. Indépendamment du savoir, l'observation des faits est la première tâche du médecin. Or les symptômes sont souvent l'équivalent de tests projectifs mettant à l'épreuve son discernement et son sens clinique surtout s'ils ne sont pas ressaisis par la parole du patient. Certaines pathologies sollicitant bien entendu une marge d'appréciation nettement plus large que d'autres pour lesquelles un consensus en matière de diagnostic et de soins est parfois immédiat et efficace. L'intuition clinique consiste dans l'identification de la cause des symptômes, mais elle repose aussi sur la pertinence des traitements à donner, et là aussi des divergences apparaissent entre différents praticiens pour certaines pathologies. Si la médecine était une science exacte et consensuelle, le même patient serait traité dans ces circonstances de la même manière, de l'identification du mal à sa prise en charge thérapeutique. Nous en sommes loin comme l'attestent par ailleurs d'innombrables polémiques entre médecins ou le témoignage de patients face au diagnostic et aux propositions de soins contradictoires. Le traitement de la douleur chronique est ainsi un domaine particulièrement polémique.

À une médecine de la personne…

Dans ce contexte, si le médecin ne s'arrache pas à l'hypnose de la technique, il ne voit plus le visage du patient et n'entend plus sa plainte, mais il observe les arcanes d'une physiologie indifférente. « Si l'on veut définir la maladie, écrivait R. Leriche, il faut la déshumaniser », mais cette démarche n'intervient en principe qu'en un premier temps. La tâche de la clinique est justement de ressaisir l'unité de la personne en tant qu'elle tout entière son corps. Elle mêle l'universel de l'organisme à la singularité du patient, car c'est lui qu'il s'agit de guérir. « Mon médecin, c'est celui qui accepte ordinairement de moi que je l'instruise sur ce que, seul, je suis fondé à lui dire, à savoir ce que mon corps m'annonce à moi-même par des symptômes dont le sens ne m'est pas clair. Mon médecin c'est celui qui accepte de moi que je voie en lui un exégète avant de l'accepter comme réparateur[3] ». L'art de la clinique consiste justement à confronter les données segmentées recueillies par les examens ou l'imagerie à la singularité du patient, son histoire de vie, sa vision personnelle de ses troubles, afin d'élaborer une prise en charge elle-même singularisée. Selon la formule de P. Lain Entralgo[4], « une conception qualitative de l'individualisation » s'impose alors. La consultation est censée restaurer la subjectivité et faire le lien entre l'organisme et le patient. Mais l'écart n'est pas toujours résorbé par les médecins trop techniciens ou pressés. Si une médecine humaniste trouve là son domaine d'élection, ou souvent la médecine générale, l'avancée des procédures techniciennes de prise en charge des patients en réduit la marge et accentue la dépersonnalisation. La médecine est une relation thérapeutique, où le praticien lui-même se prescrit dans la mesure où sa présence est déjà thérapeutique indépendamment des soins qu'il prodigue[5]. Il n'y a pas de médecine efficace sans une prise en compte par le praticien des significations et des valeurs de son patient. On ne le soigne pas comme un moteur en panne, sans le prendre en considération. Ou alors on n'est plus un médecin, mais un seul expert de l'organisme, indifférent aux applications du savoir et aux résonnances des dysfonctions organiques dans l'existence.

Dans le sillage ouvert par les travaux de M. Balint, qui a justement travaillé à l'élucidation des carences de la relation thérapeutique, de nombreux médecins retrouvent l'importance du dialogue, la nécessité du contact. Ils savent que le malade est

---

[3] Georges Canguilhem. Écrits sur la médecine. Éd. Seuil, Paris, 2002, p. 64.

[4] Pedro Lain Entralgo P. Le médecin et le malade. Éd. Hachette, Paris, 1969, p. 203.

[5] cf. Michaël Balint. Le médecin, son malade et la maladie. Éd. Payot, Paris, 1966 (tr. fr.).

un homme ou une femme souffrant dans sa vie avant de souffrir dans sa chair. Cela, les médecines dites « parallèles » l'ont bien saisi. De façon réciproque, les patients récusent une position passive pour devenir acteurs de leurs soins. Les associations de malades jouent un rôle décisif en forçant un élargissement des recours et en exerçant une pression sur la recherche. De même, pour le meilleur ou pour le pire, les sites Internet sont régulièrement consultés par les patients ou leur famille pour s'informer de l'état des derniers traitements ou recueillir le témoignage d'autres malades. Ce qui s'échangeait autrefois à voix basse dans les salles d'attente s'effectue aujourd'hui dans l'espace infini du réseau. Et le médecin est alors contraint de composer avec la réflexivité du patient sur son traitement.

L'accompagnement du malade par le médecin ne saurait se satisfaire des seuls soins, elle est aussi un accompagnement de paroles et de sens, une présence, un soutien, c'est-à-dire une explicitation de son état, des soins adaptés, une orientation pour l'avenir. Privé de repères de sens, le malade n'est plus partenaire des soins. À son chevet une morale de responsabilité appelle la prise en compte de son point de vue dans le contexte d'une situation particulière. Non nécessairement pour le cautionner, mais pour connaître sa manière de vivre ses symptômes, ce qu'il en dit, ce qu'il en pense, en débattant avec lui, avant de donner sa propre appréciation. L'éthique implique une proximité à l'autre, elle n'est pas une morale fondée sur de grands principes, mais sur le lien à un visage singulier qui seul rend licite ou interdit une action à son égard. Seule est pensable une éthique de proximité, car l'éloignement libère des engagements susceptibles d'être soutenus en regardant l'autre en face, c'est-à-dire en acceptant l'épreuve de son visage.

La demande de signification adressée au médecin porte anthropologiquement au-delà de la souffrance ou de l'anxiété, elle engage plus en profondeur la signification de l'existence quand l'irruption du mal la met en porte-à-faux. Comprendre le sens de sa peine est une autre manière de comprendre le sens de sa vie. Échouer à saisir la raison de sa souffrance, c'est éprouver combien l'existence échappe. Le sentiment que le médecin possède une réponse rassure le patient, cette supposition de savoir le réinsère dans la trame d'une vie qui s'est un instant dérobée à toute prise. En médecine plus qu'ailleurs, parce que la souffrance et la mort en sont les enjeux, l'engagement puise dans une éthique de responsabilité. Mais la tentation est grande de céder à une éthique de conviction alimentant chez le praticien le sentiment de mieux savoir que son patient ce qui est bon pour lui sans le prendre en considération comme partenaire des soins. Position hautaine et autoritaire qui a profondément nui à la médecine. Un récit de L. Tolstoï est exemplaire à cet égard. Ivan Illitch se plaint depuis quelques jours d'une sourde douleur, le médecin l'a examiné et s'apprête à sortir sans avoir dit un mot. Anxieux, Ivan attend le diagnostic qui tarde à venir. Timidement, il interroge : « Nous autres malades, nous nous posons souvent probablement des questions déplacées… Cependant, cette maladie est-elle dangereuse ou non ? » Le docteur lui jeta un regard sévère à travers ses lunettes, comme s'il disait : « Accusé, si vous ne restez pas dans les limites des questions qu'on vous pose, je serai obligé de vous faire sortir de la salle des séances ». – « Je vous ai déjà dit ce que je considérais nécessaire et convenable de vous dire, fit le médecin. L'analyse complétera mon examen »[6]. Toute question sans réponse suscite l'angoisse, le désarroi, l'imagination du pire. Elle attise le sentiment d'abandon, de culpabilité[7]. Une éthique de responsabilité implique la prise en compte de la singularité souffrante du patient, la médecine passe alors d'une science du corps à une science de l'humain.

Dans la maladie, ce n'est pas un organe ou une fonction qui est touché, mais un homme ou une femme en pleine rupture biographique, dont la relation familière au monde est brisée. La maladie n'est pas une affection organique pure et simple, elle n'est pas une nature englobée dans l'être comme un diamant dans sa gangue, et dont il serait possible de se défaire sans se poser d'autres soucis que ceux d'une organicité défaillante. La maladie touche un acteur inséré dans une trame de sens et de valeurs, un tissu relationnel, celui-ci est malade non seulement

---

[6] Léon Tolstoï. La mort d'Ivan Illitch. Éd. Livre de poche, Paris, p 204.

[7] Situation particulièrement pénible dans les cas de douleurs chroniques, cf. D. Le Breton, Tenir. Douleur chronique et réinvention de soi. Éd. Métailié, Paris, 2017.

dans sa chair, mais aussi dans son histoire et son existence. Une herméneutique de la maladie ne s'impose pas, mais parfois, face à des troubles rétifs à tous traitements, elle coule de source, non à la façon d'un psychanalyste, mais à celle d'un médecin[8], c'est-à-dire à travers une attitude d'accueil et d'écoute, la recherche d'une bonne et juste distance, d'une sympathie qui reconnaît l'épaisseur du patient dans sa plainte. Et l'efficacité thérapeutique est à ce prix, en ce qu'elle implique toujours une efficacité symbolique[9] potentialisée par la qualité de relation. Ce que la médecine nomme elle-même l'effet placebo, en oubliant qu'elle est tout entière, qu'elle le veuille ou non, un effet placebo ou nocebo. De même que l'accompagnement d'un mourant ou d'un grand malade, la démarche de compréhension n'est pas affaire de temps (même si ce dernier facilite la tâche), elle tient d'abord à une attitude, elle est essentiellement une qualité de présence. Mais l'engagement envers l'autre dans le souci de l'accompagnement au plus proche n'est pas loin de l'amour ou de l'*agapé*. Pour la tradition hellénique la médecine comme la relation à l'autre dans la cité relève de la *philia*. Si l'« amitié est la chose la plus nécessaire à la vie », dit Aristote, elle est nécessaire à la mise en œuvre d'une action thérapeutique ou d'accompagnement. La bienveillance, l'engagement envers l'autre au moment de la rencontre, le fait de se reconnaître en lui s'impose au médecin ou à l'accompagnant pour ne pas rester opaque au malade. L'amour de l'art de guérir repose sur l'appel du soulagement de l'autre.

Entre art et expertise

La médecine n'est pas une science en acte. Elle ne vaut que ce que vaut le médecin dans sa relation au patient. Elle est un art, un artisanat, souvent un bricolage. Et certains praticiens sont réputés pour leur intuition, leur qualité de présence et leur sens clinique. Mais elle s'expose aussi à des diagnostics erronés, des négligences ou des interventions malencontreuses

[8] cf. Michaël Balint, *op. cit*

[9] David Le Breton. Anthropologie de la douleur. Éd. Métailié, Paris, 2007 ; Expériences de la douleur. Entre destruction et renaissance. Éd. Métailié, Paris, 2015.

qui accentuent encore le mal. Le domaine de la douleur chronique, par exemple, est particulièrement difficile à maîtriser, la singularité de chaque situation amène à une surmédicalisation, une surconsommation pharmaceutique, à des erreurs, à de longues attentes, à une valse-hésitation sur le diagnostic ou la thérapeutique, au recours à de multiples spécialistes et à des examens pour des patients à bout de souffle qui n'en finissent plus d'attendre un diagnostic et un soulagement. Une attitude purement technicienne du médecin donne le sentiment qu'il est indifférent, nullement concerné par le drame qu'il annonce ou accompagne, le patient ne se sent ni écouté, ni entendu, ni respecté. Il retourne alors au médecin son absence d'implication en ne tenant que partiellement compte de ses prescriptions ou de ses conseils. Il sollicite en parallèle d'autres professionnels de santé pour se sentir reconnu et compris. Le médecin hautain, pur expert qui ne souhaite pas se compromettre dans ses relations au malade agit à son insu le plus souvent comme un *nocebo*, une induction à l'échec du traitement. Son absence d'empathie l'éloigne à l'infini de son patient comme son patient s'éloigne de lui.

Sans un échange compréhensif, l'établissement d'une connivence, le médecin s'expose à une part d'inefficacité du traitement prescrit. La médecine relève autant de l'art que de la science, son champ de connaissance et d'action, s'il n'est pas transmué en sensibilité, et s'il fonctionne comme répertoire de recettes indifférentes, se coupe des données anthropologiques, il devient « trop-plein de savoir » faisant écran à la pulsation intime des situations. Le vecteur symbolique ne fonctionne que sur un mode résiduel (investissement sur la personne du médecin ou sur la technique). La demande bien connue de médicaments de la part du patient n'est-elle pas liée à une carence relationnelle ? Le médicament prend la place d'une écoute ou d'un contact qui ne se donne pas le temps de satisfaire le malade, de reconnaître ses inquiétudes. La dimension symbolique est ici restaurée en contrebande au risque d'une médicalisation excessive, voire d'une iatrogénie.

Un médecin est simultanément un expert et un homme de l'art, l'héritier d'un savoir établi posé comme scientifique, mais dont il fait un usage personnel qui l'apparente à un artiste.

Aucun médecin n'incarne la science, il n'en est que le plus ou moins bon artisan. Son diplôme ne lui donne pas la science infuse, mais simplement une autorité sociale, ce qu'il fait de son savoir renvoie plutôt à son histoire de vie, à sa sensibilité, à ses connaissances. On pourrait dire que le médecin-expert s'intéresse à la maladie en accordant un moindre souci au malade, le médecin-artiste s'intéresse au malade en considérant le savoir sur la maladie en miroir de ce que le patient lui évoque. En d'autres termes l'artiste est le clinicien, celui que ne rend pas aveugle un « trop de savoir » qui le rend indifférent à la singularité de son patient. Pour Canguilhem la médecine « est une technique ou un art au carrefour de plusieurs sciences, plutôt que science proprement dite[10] ».

La médecine s'applique au patient dans ce qu'il a de plus sensible, sa chair en tant qu'elle est meurtrie et périssable. Dans la mesure du possible, le praticien s'efforce de le soigner comme une personne et non comme un corps souffrant. La prise en considération de la souffrance lors de la consultation est un moment fondateur qui donne au patient le sentiment d'être reconnu dans la sincérité de sa plainte et qui l'inscrit à nouveau dans un territoire jalonné qui l'arrache à son sentiment d'impuissance. Dès lors que le médecin accueille la plainte, celle-ci est en partie soulagée. Le mur qui barrait l'horizon s'ouvre enfin sur une ligne de sens, sur des jalons d'avenir. Le patient n'est pas une addition d'organes et de fonctions physiologiques, mais un homme ou une femme en souffrance, immergé dans une condition sociale et culturelle, ayant une histoire personnelle, des valeurs, une relation affective au monde qui l'entoure, une famille où il s'épanouit ou non. Sans omettre la dimension imaginaire qui soude tout groupe et tout rapport au monde. Ni un rapport spécifique à l'inconscient qui entretient parfois une réticence à guérir à l'encontre de la volonté exprimée par le patient. Le médecin est un compagnon de route, un guide dans les arcanes du chaos où il se débat en ne reconnaissant plus son corps. Sa sincérité, son engagement, sa compétence dans le diagnostic, ses ressources en matière de

[10] Georges Canguilhem. Le normal et le pathologique. Éd. PUF, Paris, 1966, p. 8.

médication sont les leviers qui soutiennent son désir de guérir, de contribuer à son retour à une vie propice.

Dans tout exercice professionnel impliquant la mise en jeu de l'Autre, trois données s'enchevêtrent : le savoir, le savoir-faire et le savoir-être. Dans la pratique médicale, le savoir est valorisé par la Faculté, le savoir-faire par la clinique, et le savoir-être par le malade. Sous peine de perdre un vecteur thérapeutique essentiel, le médecin ne peut se couper de l'une ou l'autre de ces dimensions. À cette condition, il soigne non plus l'organisme, mais la personne souffrante, sachant que cette dernière est immergée dans une culture qui lui est propre (représentations, valeurs, etc.), une condition sociale (mode de vie, etc.) et relationnelle (couple, famille, etc.). Sans oublier sa singularité qui ne saurait se réduire à l'une ou l'autre de ces composantes, car leur conjugaison n'épuise pas ce qu'il est en tant qu'individu tributaire d'une histoire et d'une psychologie - caractères, il est aussi un homme ou une femme immergés au sein d'une culture (sa culture médicale, mais aussi celle propre à son éducation), une condition sociale, une trame relationnelle, une psychologie et une histoire propres. Contre la tentation d'imposer sa vision du monde à son patient, fidèle en cela au zèle apostolique que dénonce Balint, il importe qu'il soigne son patient dans le sentiment partagé d'une égale dignité et d'une reconnaissance mutuelle. Dès lors au croisement de l'expertise et de l'art, appuyées sur de solides connaissances, les conditions d'une médecine de la personne sont réunies.

David Le Breton est professeur de sociologie à l'université de Strasbourg. Membre de l'Institut Universitaire de France et de l'Institut des Études Avancées de l'Université de Strasbourg (USIAS). Auteur notamment de *Tenir. Douleur chronique et réinvention de soi* (Métailié) *Expériences de la douleur. Entre destruction et renaissance* (Métailié), *Anthropologie du corps et modernité* (PUF), *Rire. Une anthropologie du rieur* (Métailié), *Marcher la vie. Un art tranquille du bonheur* (Métailié), *Anthropologie des émotions* (Petite Bibliothèque Payot).

L'art et la chirurgie
L'illusion des inférences

Frédéric Dubrana
Emmanuel Dubrana

« L'analogie entre l'art du médecin et la nature médicatrice n'éclaire pas la nature par l'art, mais l'art par la nature. » [11]

La traduction latine du mot grec *techné* par *ars* semble répondre, en partie, à une interrogation qui aiguillonne la collectivité chirurgicale : la médecine opératoire est-elle un art ? Pour répondre en partie à cette question, nous prendrons un chemin de traverse, à la recherche des harmonies et des inférences entre l'art et la chirurgie. Cette quête arrive à point nommé, car à 62 ans je suis au point du point-virgule d'une carrière d'enseignant et de chirurgien. Ces trente années de recul me permettent de dire que l'égo chirurgical se plait à s'imaginer en artiste, et cette impression est renforcée par l'effet miroir que nous renvoie la société, comme en témoigne la simple définition du mot chirurgien par l'ONISEP[12] :

« En quoi consiste ce métier ? Fractures ouvertes, blessures, tumeurs ou malformations : le chirurgien est un réparateur de génie qui est aussi habile de ses mains que fin connaisseur de l'anatomie humaine. Ultra-compétent sur le plan intellectuel, le chirurgien exerce un métier manuel, qui exige une grande résistance physique et nerveuse. Ce médecin spécialiste travaille à l'hôpital, en salle d'opération aseptisée (sans aucun microbe), debout, parfois de longues heures. Ses responsabilités sont immenses, même s'il est entouré d'une équipe qualifiée : infirmier de bloc opératoire, anesthésiste-réanimateur, infirmier anesthésiste, etc. Avant et après l'opération, il doit aussi

---

[11] Claude Bernard. Principe de médecine expérimentale. Éd. PUF, Paris, 1987, p. 179.

[12] ONISEP : L'Office national d'information sur les enseignements et les professions (est un établissement public sous tutelle du ministère de l'Éducation nationale. Éditeur public, l'Onisep élabore et diffuse toute l'information sur les formations et les métiers auprès des élèves, des parents et des équipes éducatives.

rassurer son patient, et le convaincre que ses choix thérapeutiques sont les bons. Avec, à la clé, de l'empathie, de la psychologie et un certain charisme. »[13]

Si le mot réparateur n'incite pas au rêve, les qualificatifs de « génie, habile, immense, charisme » caractérisent habituellement des qualités artistiques ; ce partage de mots peut entraîner un mélange des genres, et Paul Valéry dans le *Discours aux chirurgiens*[14] s'est immiscé dans cet entrecroisement, où il devient difficile de séparer artistes et chirurgiens :

« Je pense, songe quelquefois à toutes les virtualités que votre journée de travail doit tenir disponibles en vous, prêtes à passer de la puissance à l'acte, du problème inattendu à la décision, de la décision à l'exécution, sous-pression de temps, sous pression morale, et parfois sociale, et parfois sentimentale. Puis l'action même : le cas particulier se substituant sous vos yeux, par vos mains, au type didactique : et la réalité telle quelle se révélant, confirmant, infirmant plus ou moins l'idée que l'on s'était faite par le diagnostic et les examens variés. Là, l'imprévu ; les découvertes plus ou moins fâcheuses ; de nouvelles décisions à improviser, suivies de l'acte immédiat. Tout ceci demande un si riche recueil de facultés, une mémoire si prompte et si pleine, une science si sûre, un caractère si soutenu, une présence d'esprit si vive, une résistance physique, une acuité sensorielle, une précision des gestes si peu commune, que la coïncidence de tant de ressources distinctes, dans un individu, fait du chirurgien un cas tout à fait peu probable à observer, et contre l'existence duquel il serait prudent de parier.

Et cependant, MESSIEURS, vous êtes… »[15]

Ainsi, pour Paul Valéry, chaque intervention chirurgicale est unique, une création personnelle variant au gré de l'opérateur et de son génie. Le fruit d'une improbabilité qui le rapproche de la

---

13 https://www.onisep.fr/Ressources/Univers-Metier/Metiers/chirurgien-chirurgienne

14 Il fut invité le 17 octobre 1938 à prononcer un discours dans l'amphithéâtre de la Faculté de Médecine de Paris en tant que président d'honneur.

15 Paul Valéry. Discours aux Chirurgiens. Éd. Gallimard, Paris, 1938, p. 20-21.

création artistique. Cette comparaison — *a priori* flatteuse — est celle des hebdomadaires français d'actualités et d'images, qui ne sont pas rares de comparaisons déifiant et artistiques. Ces idées sont si bien ancrées dans l'esprit des chirurgiens qu'un collègue n'a pas hésité à faire la une d'un hebdomadaire, ses mains recouvertes de peinture d'or et qu'un autre a signé au laser ses interventions sur le corps des patients :

« Le chirurgien britannique qui apposait sa signature au laser sur les organes des patients vient d'être condamné à 11 200 euros d'amende et 120 heures de travail bénévole. Il y a un mois, les juges de la Cour de Birmingham (Grande-Bretagne) ont eu à juger une affaire quelque peu insolite : comparaissait devant eux un chirurgien de 53 ans accusé d'avoir gravé ses initiales au laser sur le foie de deux de ses patients. "Il s'agit d'une application intentionnelle et illégale de la force à un patient sous anesthésie", avait alors plaidé le Procureur. Le verdict, qui avait été mis en délibéré, vient de tomber. Le tribunal a rejeté les accusations d'agression occasionnant des lésions corporelles réelles, car les marques n'altèrent pas les capacités du foie et disparaîtront progressivement. Le chirurgien, qui a admis rétrospectivement que son geste était "naïf et inconsidéré" a été condamné à une amende de 11 200 euros et à 120 heures de travail bénévole. Depuis la découverte de son "travail", l'hôpital qui l'employait l'a mis à pied et le chirurgien travaille désormais pour des services administratifs. »[16]

Ce sentiment d'être un artiste est encore plus fort pour les chirurgiens de l'apparence et dans le livre *La chirurgie esthétique*[17], Angelika Taschen écrit dans sa postface :

« La chirurgie esthétique est devenue un phénomène planétaire. À Hollywood par exemple, on ne se demande plus qui s'est fait refaire le visage, mais bien plus qui ne l'a pas fait. Ceux qui sont entre les mains des meilleurs chirurgiens du monde peuvent cacher la vérité. Quant aux autres, les interventions se lisent sur leur visage. De la liposuccion aux

---

16 https://www.topsante.com/medecine/votre-sante-vous/professionnels-de-sante/11-200-euros-d-amende-pour-le-chirurgien-qui-signait-ses-operations-623580

17 Angelika Taschen. La chirurgie esthétique. Éd. Taschen, Paris, 2005.

implants de lèvres, ce livre révèle tous les détails de la sculpture du corps par le biais de photos, d'illustrations d'essais et d'entretiens. Le présent ouvrage aborde l'histoire de la chirurgie esthétique, la beauté et le vieillissement, les questions d'ethnie, les méthodes et techniques les plus récentes, les influences de la chirurgie esthétique sur l'industrie du film et enfin jusqu'où certaines personnes sont prêtes à aller pour "améliorer" leur apparence. »

Le Dr Woffles Wu de Singapour répondit à la question d'Angelika Taschen : « Vous sentez-vous aussi un artiste ? — Absolument ! Sans une profonde passion pour la beauté, la forme et l'harmonie, ainsi que l'équilibre entre elles, je ne pourrais pas exercer ce métier. »[18] Toutefois, le docteur Ivo Pitanguy (1923-2016), surnommé le Michel-Ange brésilien du bistouri (non sans une pointe de perfidie par l'hebdomadaire allemand : Der Spigel)[19], reconnaissait qu'il enviait les artistes pour « leur espace de liberté sans limites », « ils créent du nouveau, nous nous travaillons avec les limites de la nature »[20].

Il est certain que l'esthétique visuelle renforce une impression artistique qui éclipse d'autres réalisations chirurgicales, telles qu'une greffe de foie, une énucléation de l'œil, une ostéosynthèse osseuse… Tous ces actes peuvent être beaux dans leurs réalisations et leurs finalités, mais il s'agit d'une beauté peu accessible. Mais, la disparition d'une ride, l'épaississement des lèvres, l'augmentation du bonnet des seins, un lifting des fesses font-ils pour autant du chirurgien plasticien un chirurgien à part qui deviendrait un artiste du trompe-l'œil, un photocopieur du *beau* vivant ? En suivant l'idée d'Ivo Pitanguy, qui se risquerait à remodeler un visage comme une création picassienne : une bouche de travers, un œil torve, des seins asymétriques… Le corps humain n'est pas un attribut de l'art dans le sens ou les chirurgiens l'utiliseraient comme un matériel artistique et plastique. Il est normé et codifié, des

---

[18] *Ibid.* Éd. Taschen. p. 250.
[19] *Ibid.* Éd. Taschen. p. 170-171.
[20] *Ibid.* Éd. Taschen. p. 172.

Caucasiens aux Indiens Yawanawa[21] de l'Amazonie, chaque culture évite l'anormalité culturelle.

Alors, comment répondre à l'interrogation initiale : la médecine opératoire est-elle un art ? C'est en discutant avec Emmanuel mon fils de 19 ans, tout fraichement diplômé du baccalauréat, que nous avons ensemble élaboré une réponse. Au départ, il s'agissait d'une discussion de café de commerce, nous parlions sans idée préconçue, comme on parle de tout et de rien. Si au départ, je pensais monologuait en espérant un écho favorable de mon fils, j'ai dû rapidement lui concéder que manier des concepts abstraits n'est pas mon cœur de métier et que je n'ai ni la culture ni la formation pour cela. En bref, je ne suis pas et je ne serai jamais son professeur de philosophie. Ce préalable établi, j'avais à ses yeux le droit de discourir, de raisonner… *A posteriori*, je concède que les chausse-trappes sont partout et que je flirte en permanence avec la double peine : celle de ne pas être comprise par les orthopédistes et de faire sourire les philosophes.[22]

Mais plantons le décor, qui est Emmanuel ou Manu, il est né en juin 2002 en Afrique, il a été élevé par les sœurs de la Charité à l'hôpital d'Abidjan. Malvoyant de naissance, Manu ne voit pas les couleurs, ni le relief, ni la vision de loin. Emmanuel a été adopté à l'âge de 5 ans. Il vient de passer le baccalauréat technologie de la musique, de la danse et du théâtre, option musique, avant de débuter cette année une licence d'art. Retenons de cette année COVID 2021, un deuil scolaire, un désert institutionnel, mais heureusement un professeur de philosophie remarquable. Alors que l'enseignement musical normalement transcendant et motivant par excellence avait fondu comme neige au soleil, son professeur de philosophie a su enseigner ; il a voulu continuer et il a ouvert au sens de la controverse ce jeune adulte en devenir. J'ai retranscrit puis remis en perspectives certains de nos échanges.

---

[21] https://philharmoniedeparis.fr/fr/magazine/series/salgado-amazonia/salgado-amazonia-2-au-coeur-des-territoires-xingu-awa-zoe-et-suruwaha

[22] Soit dit en passant les philosophes ont barricadé leurs savoirs de mots et de concepts singuliers, aussi peu abordables au profane que les termes médicaux.

Ce dialogue aurait pu être court, attendu qu'Emmanuel ne voit pas la finalité de la question : médecine et art sont pour lui deux *activités humaines* avec un but premier dissemblable. La médecine agissant sur le psychologique et le physique et l'art sur le terrain de l'émotion. Pour Manu, ces deux activités différentes ne peuvent pas et ne doivent pas être confondues. Raisonnant par analogie, il m'expliqua que l'on ne parle pas d'art pour les artisans charcutiers et les garagistes. Certes, il reconnaissait que la beauté qui caractérise le plus souvent l'histoire de l'art peut être aussi : chirurgicale, charcutière, mécanistique. Toutefois, précisa-t-il, cette beauté-là n'a pas le sens profond de celle qui donne du sens et qui bouleverse : *la beauté de l'art*. Pour Emmanuel, la perception de l'art au travers de ses cours de philosophie est — essentiellement celle qu'on lui a apprise — la perception kantienne du beau : le désintéressement, l'inutilité et la finalité sans fin, en ce sens ou l'art ne vise rien au-delà de lui-même. J'expliquai à Emmanuel que la vision de deux activités strictement distinctes me rappelait une idée forte du siècle passé que défendait l'un de mes amis, Michel Sakka[23]. Il disait à propos des sciences et de la religion, en citant un paléontologue espagnol, Emiliano Aguirre : « La science a ses problèmes, la religion a les siens, on ne mélange pas les deux. »[24] Son idée se rapprochait du principe de NOMA défini par un célèbre paléontologue américain, Stephen Jay Gould, comme le non-empiètement des Magistères :

« Je propose de résumer ce principe majeur de respect mutuel sans interférence — qui n'exclut pas un intensif dialogue entre les deux secteurs, chacun s'occupant d'une facette essentielle de l'existence humaine — en énonçant le principe de NOMA, non-empiètement des Magistères. »[25]

Mais, en ce début du XXIe siècle « Emmanuel, le non-empiètement des Magistères, est remis en question par les

---

23 Michel Sakka. Les origines de l'homme, un autre regard. Éd. Messidor, Paris, 1991, p. 9.

24 Michel Sakka. Homme, Société, Evolution.1999, Éd. des archives contemporaines, Paris, p.191.

25 Stephen Jay Gould. Et Dieu dit : « Que Darwin soit ! ». Éd. Seuil, Paris, 2000, p. 18.

anthropologues modernes ». Pascal Boyer s'interroge sur cette vision dichotomique, qui simplifie et supprime toute problématique. Il résume ainsi la réponse à la question principale, mère de toutes les autres : « le mystère insondable de la religion peut être vu aujourd'hui comme une série d'énigmes, certes ardues… mais pas insolubles. »[26]

Je proposais à Emmanuel d'effectuer un exercice intellectuel — inspiré du livre de Pascal Boyer — en fonctionnant par analogie, ou les magistères ne seraient pas la science et la religion, mais l'art et la chirurgie. À l'aide d'un dessin, je lui expliquais la théorie de Boyer, permettant de définir les notions suivantes : catégorie, schéma conceptuel et concept. Tout d'abord, il faut classer l'art et la chirurgie dans une catégorie comportant des informations communes. Informations que l'anthropologue appelle le schéma conceptuel commun. Le deuxième temps est d'individualiser les spécificités qui définissent les concepts d'art et de chirurgie dans le schéma conceptuel commun. L'intérêt de cette recherche est de mettre en évidence les inférences ? Je rappelle qu'une inférence c'est l'attribution de la spécificité d'un concept à un autre.

Avec Emmanuel nous avons classé l'art et la chirurgie dans une catégorie générale qui est l'activité humaine. Cette catégorie se définit par un schéma conceptuel renfermant les informations communes suivantes : homme, activité cérébrale, action sensorielle, reproductible, enseignable… Puis nous avons listé les spécificités des deux concepts :

1. Art : culture, travail, singularité, technicité, beauté kantienne, beauté transcendante, émotion sensorielle, plaisir, loisir, *summum bonum*[27], apprentissage, inutilité...
2. Chirurgie : culture, travail manuel (*manu curet*), technicité, beauté technique, empathie sociable, apprentissage, finalité…

---

[26] Et l'Homme créa les dieux. D'après l'essai de Pascal Boyer. Éd. Futuropolis, Paris, 2020, p. 26.

[27] Esthétique du signe et interprétation des œuvres d'art. Recherches sémiotiques/Semiotic Inquiry Volume 33, Numéro 1 – 2–3, 2013, p. 115–135 Peirce et l'image : « La deuxième section considère de quelle manière l'art peut être "admirable" et contribuer au *summum bonum.* »
https://www.erudit.org/fr/revues/rssi/2013-v33-n1-2-3-rssi02379/1035287ar/
https://doi.org/10.7202/1035287ar

Les deux concepts sont finalement très proches, mais il existe des différences notables. Pour l'art : la notion de singularité, d'émotion sensorielle, de loisir et de *summum bonum* et de beauté kantienne. Pour la médecine opératoire : l'empathie sociale, la finalité et la beauté technique. Cette quasi-parenté de spécificités facilite la création d'inférences qui permettent comme en sémantique le glissement d'un concept à l'autre. Si on accole la singularité « beauté artistique » à la chirurgie, insidieusement elle peut être perçue comme un art. Attention, tout n'est pas permis et mettre de la finalité à l'art ne permet pas de dire que l'art est l'une des branches de la médecine opératoire. Les évidences de non-mélange et d'incongruités des concepts sont facilement identifiables, cependant leurs perceptions peuvent s'altérer avec l'expérience de la vie. Rien n'est plus aisé que d'être séduit par son acte technique, de le penser bon et de le voir beau ! Cette interprétation naturelle et positive est l'un des moteurs d'une chirurgie qui reste souvent aléatoire. Finalement, pour le chirurgien, la concordance des spécificités — grâce aux inférences — s'oppose à la pensée d'Emmanuel pour qui il n'y a pas de mélange possible. Pour Emmanuel, répondre à la question : « la médecine opératoire est-elle un art ? » n'a pas plus de sens me dit-il que de comparer une « orange avec une pomme ». J'expliquais à Emmanuel l'origine de la citation québécoise : « On ne compare pas des pommes avec des oranges » en rétablissant l'ordre des choses, la comparaison ce sont des pommes avec des oranges et non des oranges avec les pommes. Le bon sens québécois compare une pomme, produit canadien d'excellence avec une orange d'importation, un fruit qui était rare et festif il y a cinquante ans. Par analogie c'est bien la chirurgie que l'on compare à l'art et pas l'inverse. Ces comparaisons abusives, face à l'unicité de chaque fruit, face aux différences de concepts, introduisent un *dysfonctionnement de la réalité*. Pour faire simple, une comparaison n'est possible que si elle autorise dans sa formulation l'inversion des concepts. L'absence de réversibilité rend caduque l'idée de mise en regard. Il est clair qu'en avançant dans notre discussion, la communication qui se voulait équilibrée et empreinte du bon sens juvénile d'Emmanuel perdait peu à peu de sa spontanéité.

L'adulte non philosophe parlait et le fils écoutait. Mais, le fond de la discussion restait bien l'idée profonde d'Emmanuel du non-empiètement des magistères et le but initial de notre propos n'était pas de comparer l'incomparable, mais de comprendre d'où viennent l'assimilation et le glissement de concepts.

En conclusion de nos échanges, nous pensons avec Manu que la chirurgie et l'art sont des concepts portés par des spécificités différentes. La notion d'inférence permet de mieux appréhender l'origine du glissement des concepts et explique la dichotomie des croyances.

En épilogue, en paraphrasant Paul Valery, on peut écrire :

« … la coïncidence de tant de ressources distinctes, dans un individu, fait du chirurgien un artisan contre l'existence duquel il serait prudent de parier.
Et cependant, MESSIEURS, vous êtes… »

Frédéric Dubrana est Professeur des Universités de Bretagne-Occidentale, Chirurgien des Hôpitaux depuis 2004. Il obtient parallèlement en 2009 un doctorat en philosophie à l'université Paris 1 - Panthéon-Sorbonne sous la direction de Jean Gayon. Il est l'auteur de trois livres dans la collection *Médecine à travers les siècles* chez L'Harmattan : *Les boiteux (2011)*, *L'expérience chirurgicale (2014) et La Médecine opératoire d'Hammourabi au concile de Latran (2021)*.

Il a écrit ou codirigé plusieurs ouvrages dans sa spécialité chirurgicale dont certains sont considérés comme des références en orthopédie et ont été traduits en anglais, brésilien, japonais et polonais.

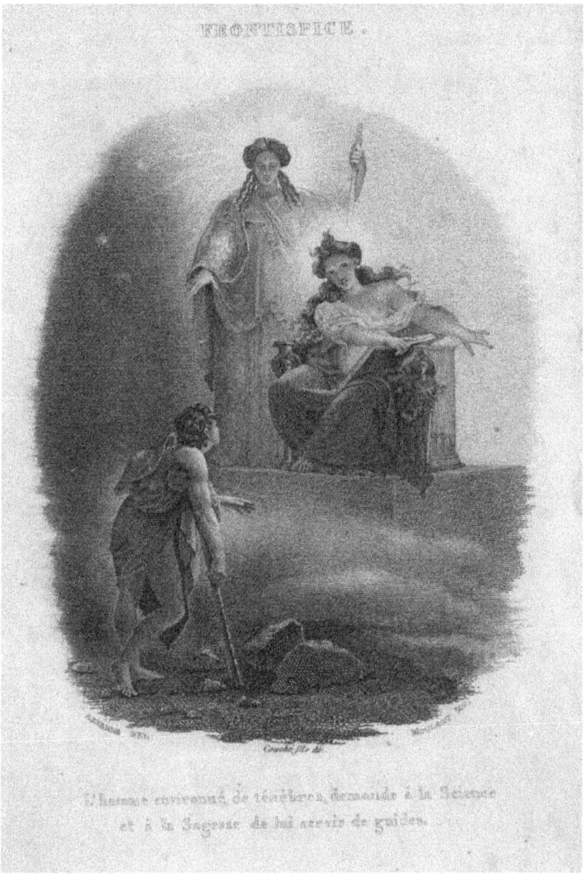

Réf. image : 05950. Frontispice

L'homme environné de ténèbres demande à la Science et à la Sagesse de lui servir de guide

Auteur de l'ouvrage : ALIBERT, Jean Louis

Ouvrage : Physiologie des passions ou nouvelle doctrine des sentiments moraux

EditionParis : Béchet, 1827

Cote048670

Dessinateur Arsenne, Graveur Mougeot. TechniqueGravure - Burin

Adresse permanente de cette image

https://www.biusante.parisdescartes.fr/histmed/image?05950

Collection BIU Santé Médecine

L’art de la mesure vitale. Penser la pratique médicale comme science et technique

David Jousset

Nous sommes devant un sujet classique, « la médecine est-elle un art ou une science ? », et parfois un sujet déconsidéré parce qu’il paraît évident que le médecin[28] n’est pas un artiste en train de créer gratuitement de la beauté. Et si l’on prend le terme « art » dans son sens prémoderne, il paraît tout aussi évident que la médecine est une technique du soin, voire un ensemble de techniques, de savoir-faire allant de la prévention à la thérapeutique, de la détection au pronostic. Ce sujet semblerait trop général, relevant trop du lieu commun, ne correspondant plus aux foyers contemporains de la recherche en philosophie de la médecine, qui elle-même se dénomme parfois philosophie des sciences médicales, ce qui d’emblée semble trancher le débat[29]. Pour certains grands noms de la pensée médicale, la question ne se pose pas. Claude Bernard considérait déjà que « la médecine ne diffère pas des autres sciences qui toutes ont traversé l’empirisme avant d’arriver à leur période expérimentale définitive » où « l’ensemble de la médecine sera devenu scientifique[30] ». Un siècle plus tard, le premier président du Conseil consultatif national d’éthique adopte un scientisme équivalent quand il considère que la médecine a atteint sa période « rationnelle » grâce aux trois révolutions de la physiologie, de l’imagerie et de la biologie

[28] L’usage du masculin ne présume d’aucune considération de genre et il faut entendre ici la fonction médicale exercée par une personne, femme ou homme.

[29] La question de savoir « si la médecine est “un art ou une science” » ferait partie des questions « moins dynamiques qu’elles ne l’ont été en philosophie » (Maël Lemoine. Introduction à la philosophie des sciences médicales. Éd. Hermann, Paris, 2017, p.19). Mais ne peut-on relancer la réflexion pour interroger si cet affaiblissement est le signe que la question ne se pose plus ou le signe que la question n’est (encore) vraiment posée parce qu’elle pourrait être une remise en question assez fondamentale d’une certaine évolution de la médecine dite scientifique ?

[30] Claude Bernard. Introduction à l’étude de la médecine expérimentale (1865), Books on Demand, 2020, chapitre IV, section 3.

moléculaire : « la médecine en cette fin de XXe siècle, annonçant le XXIe siècle, devient enfin rationnelle, devient enfin une science[31] ». Mais avant de savoir si on peut identifier la médecine à une science, ne faut-il pas s'interroger si on peut identifier la médecine à son savoir ? Claude Bernard a amplement démontré combien la médecine était liée à une technique (l'analyse biomédicale en laboratoire) et Jean Bernard, s'il a créé ce qui deviendra la Fondation pour la recherche médicale, fut aussi un grand praticien du soin en cancérologie. Donc la médecine est science, technique, pratique… On se propose ici de poser quelques repères pour comprendre ce tissage complexe en faisant l'hypothèse que la médecine est une pensée pratique qui prend la mesure de la vie possible à travers ses altérations. La redécouverte de cette intelligence de l'agir médical pourrait permettre de dépasser le dualisme du théorique et du technique, tout en retrouvant une finalité essentielle à l'avenir de la médecine contemporaine.

Une ou des sciences médicales ?

Je reprends ici amplement les travaux de mon collègue Maël Lemoine, un des spécialistes de la philosophie de la médecine approchée sous l'angle de l'épistémologie[32]. Sa thèse est d'appliquer le concept de « désunité de la science » à la médecine. Il n'y aurait pas une, mais des sciences médicales, contraintes de collaborer, car plus leurs explications d'un même objet diffèrent, plus leur convergence a une valeur explicative. Certes on peut expliquer la drépanocytose (une maladie où la forme altérée des globules rouges provoque anémie, occlusion des vaisseaux et infection) depuis la mutation d'un nucléotide, mais il s'agit bien d'un cas de maladie génétique « pure » qui justifie pour certains un « dogme central » de la biologie

---

[31] Jean Bernard. Espoirs et sagesse de la médecine. Éd. Odile Jacob, Paris, 1993, p.16.

[32] Il y a bien sûr d'autres approches philosophiques de la médecine qui permettraient de contribuer à penser l'être de la médecine (par exemple l'œuvre d'anthropologie médicale de Viktor von Weizsäcker) ou des conceptions philosophiques de l'activité médicale (pour un bref panorama, voir Philippe Scherpereel, Philosophie et médecine. Éd. L'Harmattan, Paris, 2017).

moléculaire, à savoir la détermination univoque du corps (phénotype) par le code génétique, malgré les contre-exemples et théories alternatives existant. Mais pour l'ensemble des maladies, le médecin a recours à différentes explications (clinique, pharmacologique, épidémiologique, biomoléculaire, etc.). Or quand on explique l'asthme soit par un facteur génétique soit par l'exposition à un type d'acarien, chaque explication est irréductible, et le nombre de ces explications est indéfini en droit : « aucun type d'explication ne peut assigner par lui-même des limites au domaine scientifique auquel il s'étend en droit[33] ». Autrement dit, aucun champ du savoir médical ne peut prétendre définir la médecine.

On constate donc un pluralisme inhérent au savoir médical car ces explications peuvent être convergentes comme contradictoire, indépendantes comme complémentaires, même si Maël Lemoine privilégie une « survenance complémentaire[34] » où, par exemple, le clinicien tient compte des autres explications (génétique ou épidémiologique) qui viennent compléter son savoir clinique. Cette complémentarité permettrait de former un système de preuves où la preuve médicale se fait par convergence entre des familles de preuves hétérogènes (preuves statistiques, observation clinique, résultats expérimentaux d'essais). Ce système de preuves montre l'interdépendance des domaines du savoir médical : ni l'étude statistique montrant la corrélation entre consommation de tabac et cancer bronchopulmonaire, ni les mécanismes de carcinogenèse (apparition de cancer) entraînés par des molécules composant le tabac ne font preuve isolément du rapport de causalité entre consommation de tabac et cancer[35]. Selon moi la preuve médicale ne tient son unité que de l'intention d'expliquer (étiologie) pour comprendre (diagnostic) afin de pouvoir soigner (thérapeutique). Or l'efficacité

[33] Maël Lemoine. La désunité de la médecine. Éd. Hermann, 2011, Paris, p.188.

[34] Lemoine 2011, *op. cit.*, p.191.

[35] L'exemple est de Maël Lemoine dans « Unité et pluralité de la médecine », in Jean-Marc Mouillie, Céline Lefèvre, Laurent Visier (dir.). Médecine et sciences humaines. Manuel pour les études médicales. Éd. Les Belles Lettres, Paris, coll. « Médecine et Sciences Humaines », 2007, p.62.

thérapeutique ne peut être démontrée de la même façon que l'effet d'une molécule ou qu'une corrélation constante des chiffres de santé publique. Car soigner ou guérir ne sont pas des notions parfaitement déterminables puisqu'elles engagent une conception du bien (entendu comme état optimal, bien-être, mieux être, meilleur préférable), tel qu'il est conçu par des personnes (ce que le patient souhaite pour lui-même, mais aussi son entourage), par des communautés (ce que la spécialité médicale reconnaît comme la meilleure stratégie thérapeutique en l'état des connaissances) ou encore par une société (ce qui est considéré comme une condition socialement acceptable, voire comme une « vie digne d'être vécue »). Cette convergence produit une unité focale de la médecine — tout médecin cherche à faire de la médecine, c'est-à-dire à remédier à une altération — mais cette focalisation théorique ouvre l'horizon d'une triple discussion : discussion épistémologique sur le sens du savoir médical, discussion éthique sur la valeur de l'action médicale et enfin discussion philosophique sur l'être même de la médecine.

La philosophie des sciences médicales se focalise à bon droit sur la première discussion, en se concentrant souvent sur des points de débat technique (la fameuse distinction du normal et du pathologique, la controverse entre réalisme et constructivisme quant à la nature de la maladie, objet présumé de la médecine[36]). Mais le partage entre discussion épistémologique et discussion éthique peut être à son tour discuté car il suppose souvent un rapport d'extériorité entre le savoir médical et l'expérience existentielle de la santé. Or, si on reprend l'hypothèse d'une hétérogénéité des régimes de connaissance entrant dans le savoir médical, on ne peut en déduire de hiérarchie : ainsi l'étiologie centrée sur la recherche

---

[36] Voir par exemple Jeremy R. Simon. Realism and Constructivism in Medicine; in Miriam Solomon, Jeremy R. Simon, and Harold Kincaid (dir.). The Routledge Companion to Philosophy of Medicine, Londres, Routledge, Taylor et Francis, 2017, p.90. Par ailleurs, ce dictionnaire est révélateur en ce qu'il ne contient aucun article consacré à ce qu'est la médecine comme telle. Pour une anthologie présentant les principales controverses contemporaines quant à la nature de la maladie et de la santé, voir Élodie Giroux et Maël Lemoine (dir.). Philosophie de la médecine. Santé, maladie, pathologie. Éd. Vrin, Paris, 2012.

d'une lésion explicative (une tumeur comprimant un organe d'où un dysfonctionnement de celui-ci) ne peut absorber le symptôme. Certes la sémiologie s'efforce de traduire en signes médicaux normaux les éléments du discours du patient : une agitation des jambes qui devra être précisée en jambes lourdes soulagées par le repos, indice d'une maladie veineuse, ou en jambes « impatientes » où la gêne, nocturne, ne peut être soulagée que par le mouvement, indice d'un « syndrome des jambes sans repos » comme maladie neurologie affectant le sommeil. Mais cette interprétation est bien une transposition partielle : il demeure un reste clinique intraduisible. Celui-ci est composé certes par le vécu de maladie comme éprouvé personnel, évolutif, inséré dans l'histoire de la personne. Mais il est également composé par la tonalité idiosyncrasique de l'expérience pathologique : la manière dont la maladie affecte cet organisme ou ce psychisme, cette manière étant imprévisible. Ainsi en est-il de la souffrance : la dimension clinique irréductible à la mise en forme de signe médical est l'ensemble de l'éprouvé impartageable, la souffrance vécue par ce sujet, mais aussi l'ensemble des réactions organiques individuelles (par exemple les réactions aux antidouleurs). Il y a donc à la fois objectivité et subjectivité irréductibles à la médicalisation du vécu de santé[37]. La souffrance comme *pathein*, épreuve de la vie, est à la fois objet d'un savoir, d'une dévalorisation justifiant la plainte et le recours au conseil médical et enfin objet d'un questionnement anthropologique et ontologique : qu'en est-il de l'être capable de souffrir d'exister ?

---

[37] C'est une des objections que l'on peut faire à la version la plus complexe et intégrative de l'*Evidence Based Medicine* : elle prétend pouvoir mettre en balance l'expertise clinique individuelle du praticien, les meilleures données probantes externes disponibles (*best available external clinical evidence*) issues des « sciences fondamentales de la médecine » (D.L. Sackett et al. *Evidence based medicine: what it is and what it isn't.* BMJ, vol. 312, n° 7023, janvier 1996, p. 71 ; les auteurs évoquent explicitement l'immunologie et la génétique), mais aussi des recherches cliniques centrées sur le patient : les auteurs, au premier chef Sackett, semblent concevoir un seul et même plan permettant une comparaison linéaire et une sommation des informations. Or les préférences d'un patient, son expérience de la souffrance, les valorisations inconscientes d'un praticien ou les tabous sociaux ne se prêtent pas si aisément à une comparaison et encore moins à leur réduction sous forme de données ou de facteurs pondérant une délibération.

Un savoir spécifique

La médecine contemporaine, dans sa forme occidentale mondialisée, a des rapports étroits avec plusieurs champs du savoir scientifique mathématisé. En ce sens elle est science c'est-à-dire pensée rationnelle, capable de dépasser l'observation empirique des corrélations, les habitudes de pensée, la doxa ou pensée commune (associant par exemple angine et antibiotique). Mais la médecine est-elle science au même titre que la physique théorique ? Répondre à cette question peut passer par plusieurs stratégies : définir ce qu'est une science pour vérifier si la médecine en a tous les critères distinctifs ; étudier le type du savoir médical pour vérifier s'il est scientifique en tous ses aspects. Il serait fastidieux de prétendre de vérifier la correspondance de la médecine avec des critères de ce qu'est la science dans la mesure où il existe une vaste pluralité de théories de la science qui s'est considérablement enrichie au XXe siècle en particulier. Dans la seconde hypothèse, on pourrait montrer que la médecine ne correspond pas dans tous ses actes de connaissance aux critères scientifiques. Ainsi, malgré les efforts de systématisation accomplis dans le cadre de la « médecine fondée sur des faits probants » (*Evidence-based Medicine*), tous les énoncés médicaux n'ont pas un statut scientifique équivalent : une loi physiologique peut avoir la nécessité d'une loi physique, mais une recommandation de traitement, relevant des bonnes pratiques, constitue bien un savoir argumenté, fondé sur des faits, mais elle ne relève pas des énoncés scientifiques du type énoncé vérifiable ou falsifiable d'une propriété de la matière. La recommandation intègre en effet une dimension d'ouverture sur la singularité du cas, en énonçant un probable préférable et non une nécessaire certitude. Certes la physique contient également des conjectures, des hypothèses non vérifiées dans l'état actuel du savoir. Mais ce qu'ajoute la médecine est bien ce « préférable, c'est à dire ce qui vaut ou ne vaut pas d'être tenté » constituant la médecine comme « savoir original par l'intervention de *valeurs*[38] ». En effet la médecine non

[38] Maël Lemoine. La médecine est-elle une science ? in : Mouillie, Lefève et Visier, 2007, *op. cit.*, p.52.

seulement ne peut faire abstraction des valeurs qui justifient son action sur le plan déontologique donc éthique et juridique, mais la médecine travaille sur ces valeurs[39].

Un savoir clinique

Ainsi, à la différence de sciences « fondamentales » telle la physique nucléaire dont la théorie est distincte en droit et en fait de ses applications civiles et militaires, la médecine connaît une intrication entre sa théorisation et les conditions extérieures, par exemple les conditions du recueil de ses données. La théorie épidémiologique est dépendante des données recueillies dans une clinique donc elle comporte des biais d'identification (des symptômes) et de classification (des pathologies). La nosographie psychiatrique ne peut pas ne pas être exposée aux pressions sociétales, aux idéologies et autres constructions du savoir comme pouvoir qui la concurrencent dans ses tentatives pour cerner les comportements psychiques qui sortent de l'ordinaire. C'est le cas par exemple du courant de la différence psychique ou de la « neurodiversité » contestant la définition de l'autisme comme maladie ou déficience pour faire de l'autisme une forme alternative, atypique et créative de vie psychique.

Il y a donc une complexité de la réflexion médicale : la médecine ne se réfléchit pas de façon univoque, là où l'astronomie n'a pas d'autre théorisation légitime que l'astrophysique, toute astrologie ou discours symbolique sur les astres étant globalement déconsidéré dans les milieux de praticiens de l'observation astronomique. La médecine se réfléchit aussi par un savoir clinique qui a plusieurs modalités. Tout d'abord il s'agit d'un savoir expérientiel subjectif, qui a un rôle majeur dans la procédure de délibération diagnostique. L'expérimentation a montré que les spécialistes experts dans un

[39] On peut faire référence ici à la « psychiatrie fondée sur des valeurs » développée par le professeur de psychiatrie et de philosophie Bill Fulford, qui montre dans sa méthode de formation médicale comment le fait de prendre en compte les valeurs singulières des personnes concernées par une situation clinique (soignants comme patients) complète la clinique fondée sur des données probantes (Bill K.W.M. Fulford, Ed Peile, Heidi Carroll. La clinique fondée sur les valeurs. De la science aux personnes. Éd. Doin, coll. « La personne en médecine », Paris, 2018).

domaine médical ne partageaient qu'un nombre limité d'hypothèses communes car chacun suivait ses raccourcis analogiques de pensée, rapprochant le cas à traiter de cas antérieurs selon les « airs de famille », et non pas en suivant la méthode canonique d'un embranchement d'hypothèses à épuiser les unes après les autres[40]. Toutefois ceci ne concerne pas que les experts, mais tout praticien même débutant car ce savoir d'expérience a également une dimension de savoir collégial informel, qui comporte notamment des tendances théoriques, des croyances partagées non démontrées, mais aussi des savoir-faire, des façons d'être. Un exemple de ces habitudes devenues normes est la pratique longtemps en vigueur de cacher au patient son incurabilité pour le protéger de la violence de ce réel. Mais le savoir clinique ne se limite pas à un « demi-su » ou à un insu : c'est un savoir qui se questionne sur ce qu'il sait. Comme tout véritable scientifique, le médecin est un chercheur. Mais de façon spécifique, la médecine garde des questions ouvertes, car elle se confronte à plusieurs dimensions de la réalité qu'elle ne peut ni résoudre, ni même poser comme problème à résoudre.

C'est le mystère de la vie (voir la complexité des interactions hormonales entre fœtus et mère qui laisse un certain inconnu sur les facteurs de déclenchement d'un accouchement par voie basse), le mystère de la souffrance (on pense ici aux causes d'une maladie qui entraîne un mal-être sans lésion organique, telle la fibromyalgie), le mystère de l'humain ou encore le

---

[40] Wolfgang Wieland considère que la scientificisation de la médecine appelle à une nouvelle modalité de l'art médical qui serait « l'expérience médicale » comme capacité d'évaluer correctement des événements individuels à la lumière d'une connaissance médicale pour savoir quelles ressources mobiliser dans une situation donnée et un contexte de contraintes (sociales, financières, juridiques). Il précise que cet art et cette expérience médicale tendent à se transférer sur le collectif, voire à se dépersonnaliser, ce qui montre à nouveau la proximité entre le questionnement épistémologique et le questionnement éthique de la médecine (Wolfgang Wieland. The Concept of the Art of Medicine. In : C. Delkeshamp-Hayes, M.A. Gardell Cutter (dir.). Science, Technology, and the Art of Medicine, European-American Dialogues. Kluwer Academic Press, 1993, p.165-181 ; cité par Jean Gayon. Épistémologie de la médecine. In : Dominique Lecourt (dir.). Dictionnaire de la pensée médicale. Éd. PUF, Paris, 2004, p.434).

mystère de la personne (jusqu'où la médecine peut-elle comprendre voire traiter un refus de soin ?).

Le mystère ne désigne pas ici un arcane sacré qu'il serait tabou de vouloir explorer. Le mystère n'est pas ce qu'on n'arrive pas encore à expliquer, mais ce qu'on n'aura jamais fini de comprendre. Le savoir médical se tient dans l'entre-deux, entre expliquer et comprendre.

Entre expliquer et comprendre, soigner...

On pourrait en effet situer la médecine au carrefour des sciences explicatives et des sciences compréhensives. En un sens elle incarne la vacuité d'un dualisme qui opposerait des sciences de la nature et des sciences humaines. En effet la médecine a recours à un large éventail de sciences dites « dures », expérimentales, quantificatrices, de la physique aux statistiques, de la génétique à la biochimie, etc. Mais la médecine, dans son exercice même, a recours, au moins implicitement, à ces sciences humaines que sont la psychologie (médicale), la sociologie (cruciale en médecine préventive), l'anthropologie (essentielle dans l'Organisation mondiale de la santé), la linguistique (par exemple dans l'analyse des discours en psychiatrie), l'épistémologie et bien sûr la philosophie. En effet on peut appliquer à la médecine l'hypothèse qu'elle véhicule, comme toute pratique humaine, une conception de l'humain, une théorie du sujet, une métaphysique de la vie, une conception de ses finalités ultimes. Certes le corps médical est habité par un pluralisme des visions du monde d'où notamment le conflit interne sur la finalité même de la médecine : la médecine a-t-elle pour finalité ultime un idéal de santé parfaite, une optimisation de l'humain, le rétablissement d'une intégrité comme organisation fonctionnelle, la contribution à une vie plus heureuse ou le maintien de la plus haute intensité de vie personnelle ? Qu'importe l'option individuelle ou collective, le médecin ne peut pas ne pas s'orienter en se donnant un horizon de son action. Qu'il adopte une posture d'exécutant, d'agent passif d'un système de santé, il exprime encore par là l'adhésion implicite voire la complicité passive avec les orientations de ce système. Ainsi le médecin qui prétend à une neutralité en ne « faisant que son métier » s'inscrit dans l'*êthos* de son groupe d'appartenance, l'*êthos* étant entendu ici simplement comme l'ensemble des valeurs, savoir-être et normes implicites qui conditionnent l'appartenance à un groupe.

En conclusion, le médecin est-il un scientifique ? Oui si on entend, en rigueur de lexique, par « scientifique » celui qui « fait de la science ». La proposition défendue ici est que le médecin est doublement scientifique. D'une part, le médecin est scientifique lorsqu'il contribue à la science explicative du monde, en dégageant de sa clinique de nouvelles interprétations des données qui contribuent à la transformation des modèles scientifiques (c'est le cœur de l'anatomo-pathologie que de faire ce lien inductif entre ce dont pâtit le patient et un savoir analytique méthodique du système vivant). D'autre part, il fait de la science lorsqu'il pense sa pratique selon les exigences d'objectivité, de systématicité, de transférabilité des méthodes. Cette science compréhensive du monde a ses propres critères de validité, de rigueur et de valeur épistémologique. Le médecin fait alors de la science sans s'identifier à la condition d'un savant théoricien, ni à un spécialiste académique. Cette science, comme savoir intégratif de l'humain dans son rapport à la vie et au monde, commence dès le cabinet de consultation, même si elle a besoin d'espaces dédiés pour être recueillie, formulée, théorisée. La domination d'un modèle abstrait, mathématisé et technicisé du savoir contribue à un gâchis de connaissances, à une dévalorisation de cette science humanisante qu'est le savoir médical.

De là la nécessité de comprendre ce qu'est la pratique.

L'art de penser en agissant

Qu'est-ce que la pratique médicale ? Qu'est-ce qu'une pratique en général ?

Il faut écarter ici un faux-sens qui réduirait la pratique à un coup de main, à un savoir empirique incapable de se réfléchir et de se transmettre. La pratique n'est pas non plus un ensemble de procédures formalisées, des séquences d'actes prévisibles voire programmables. Il y a de la pensée et il y a de l'imprévu dans la pratique.

Donald Schön a contribué à penser la pratique comme savoir-en-action (*Knowing-in-Action*) jusqu'à proposer une nouvelle épistémologie de la pratique[41]. Il évoque le talent du praticien (« artistry »), analogue au talent artistique dans sa capacité non pas à résoudre des problèmes, mais à les trouver, non pas à réduire l'incertitude au déjà connu, mais à repérer qu'il y a de l'incertitude au cœur de sa pratique[42]. Le praticien comme tout agent engagé dans une réalisation (*a performer*) réfléchit dans l'action en cours (*action-present*). Ici peut être posée l'analogie entre le praticien médical et l'artiste faisant une performance (une représentation théâtrale par exemple) ou l'artisan engagé dans une réalisation en situation. Certes chacun a délibéré son action par une procédure rationnelle, un projet artistique, un enchaînement logique d'actes. Mais voici un résultat imprévu : cela peut être une anomalie (physiologique), une erreur de réalisation ou encore une opportunité imprévue. Là peut se déclencher une réflexion sur la conduite de l'action qui amène à reconsidérer le problème (revoir un diagnostic), à revoir sa stratégie d'action (réévaluer une thérapeutique), parfois à modifier son but initial, peut-être à penser autrement le sens même de son agir dans sa globalité. Dès lors Schön

---

[41] Donald Schön. The Reflective Practitioner : How professionals think in action. Éd. Temple Smith, London, 1983 ; Le praticien réflexif : à la recherche du savoir cache dans l'agir professionnel, traduction française par Jacques Heynemand et Dolorès Gagnon. Les Éditions logiques, Montréal, 1994.

[42] « Complexité et incertitude sont parfois résolues, mais non par l'application d'une connaissance spécialisée à des tâches bien définies. Le talent (*artistry*) n'est pas réductible à des habitudes descriptibles. La découverte de problèmes (*problem-finding*) ne trouve pas sa place dans un corps de connaissances qui s'occupe exclusivement de résolution de problème (*problem-solving*). Quand on veut choisir entre deux paradigmes opposés de la pratique professionnelle, on ne peut s'appuyer sur l'expertise professionnelle » (Donald Schön, « The Crisis of Professional Knowledge and the Pursuit of an Epistemology of Practice », *Counterpoints*, vol.166, Competence in the Learning Society, éd. Peter Lang, 2001, pp.183–207, ici p.186). Cette citation pourrait éclairer bien des situations, par exemple en médecine interne, où une pensée médicale confrontée à la complexité du vivant et à l'incertitude de l'existence doit sortir de sa logique de résolution de problème pour inventer son cheminement dans la complexité. Plus loin dans l'article Schön prend l'exemple des technologies médicales, comme la dialyse, qui créent une demande sociale et posent une question dépassant l'expertise technique : comment le praticien doit s'adapter à une politique de santé ? (Donald Schön 2001).

argumente aisément la différence entre cette pensée inhérente à l'action et un schéma d'essais-erreurs qui pourrait être anticipé, selon le modèle de l'arbre décisionnel où chaque embranchement est connu d'avance. Ici l'action suscite la pensée qui est elle-même agissante. Cette démarche est créative. Le chirurgien pense aussi avec ses mains (*khèr*, « la main » en grec) qui ont une intelligence du contact, une mémoire des points névralgiques. Ces mains questionnent le corps dans sa singularité anatomique tout en œuvrant en lui selon des protocoles définis qu'il faut réinventer, dont il faut retrouver la pertinence en chaque situation opératoire. De même le comédien suit son texte tout en le redécouvrant via ses partenaires et en faisant revivre son personnage dans la singularité de ce moment d'art, exposé à ce public toujours imprévisible[43].

Certes toute pratique professionnelle met en œuvre des mécanismes d'action, la répétition de schémas, le suivi d'une démarche souvent anticipée, reconnue d'avance au gré de l'expérience. Ainsi le quotidien d'une pratique de généraliste n'est pas l'inouï, la confrontation avec une maladie rare voire une maladie orpheline (incurable), tel le pédiatre qui a rarement l'occasion d'être confronté à un cas de progéria (maladie génétique provoquant le vieillissement prématuré de l'enfant dont l'espérance de vie dépasse rarement 13 ans) car il n'y qu'une centaine d'enfants dans le monde à être touchés par cette pathologie rare. Mais cette faible probabilité n'empêche pas que le praticien se prépare à cette survenue. Il peut développer une acuité dans la détection fine. C'est par exemple une bitonalité dans la voix qu'un praticien va reconnaître comme premier symptôme d'une sclérose latérale amyotrophique, maladie dégénérative des neurones reliant le cerveau aux muscles, provoquant une paralysie progressive, ici dans sa forme dite « bulbaire » qui commence par toucher les muscles de la voix.

La pratique médicale, comme toute praxis, est tout autant une action réfléchie qu'une pensée en action. La praxis, c'est l'agir libre de l'humain. Or la médecine implique une double liberté, celle du soignant et celle du soigné. Parfois le second ne

---

[43] Je m'inspire librement de Schön 2001, p.197 ; l'auteur prend l'exemple de l'improvisation collective en jazz p.198-199.

peut plus exprimer cette liberté (perte de conscience irréversible), mais le premier doit continuer d'agir dans le respect de l'existence libre qu'est le patient jusqu'au bout, c'est-à-dire de son autonomie comme foyer de valeurs, irréductible à l'état d'impuissance, de non-communication, de perte des capacités de relation consciente et intentionnelle.

Le philosophe révolutionnaire Castoriadis a contribué à redécouvrir ce concept de pratique (en reprenant le lexique grec *praxis*) en faisant de cette praxis la caractéristique de l'existence à la fois sociale et historique de l'humain. Selon lui la praxis est un faire qui vise à l'autonomie de celui pour qui et avec qui on agit[44]. Mais la praxis n'est pas le prolongement d'une dynamique naturelle, c'est une nouvelle création par auto-organisation. La médecine en un sens est bien cette institution sociale inventée par les humains pour s'autonomiser des forces naturelles quand elles dominent et conditionnent le sujet humain.

Une institution sociale

En effet la pratique est sociale car l'action médicale est socialisée. On reçoit sa pratique des autres par la formation, la conformation à des modèles de rôle, l'adoption de démarches observées. Une pratique a désigné longtemps une « clientèle », c'est-à-dire essentiellement une relation durable de fréquentation et d'échange de services. Mais la pratique médicale s'inscrit également dans une histoire longue de la médecine. Elle participe à son élaboration, à sa transformation car elle ne s'arrête pas à la production d'actes médicaux. La pratique se réfléchit. Le praticien est en effet un chercheur à sa façon, non par une démarche d'expérimentation d'hypothèses théoriques, mais en se laissant enseigner par la matière de son art : la relation médicale. Le praticien, à la différence du

[44] Il y a chez Castoriadis une philosophie de la vie comme auto-organisation qui sous-tend son concept de pratique : « il n'y a aucun sens à s'intéresser à (…) un malade (…) ou à une société, si l'on ne voit pas en eux d'abord et avant tout la *vie*, la capacité d'être fondée sur elle-même, l'auto-production et l'auto-organisation » (Cornelius Castoriadis. L'institution imaginaire de la société. Éd. Seuil, Paris, 1975, p.134).

producteur, se transforme en produisant ; il se fait praticien en pratiquant. Cette intuition aristotélicienne (la pratique comme autoformation d'une liberté) doit permettre de remettre en question la traditionnelle opposition du praticien et du théoricien qu'Aristote lui-même a contribué à former[45].

De façon analogue, le développement des sciences infirmières montre comment une pratique permet de relier un agir très concret (le soulagement des corps), l'observation expérimentale conduisant au développement d'un champ scientifique (la santé publique) et le positionnement politique (l'affirmation d'une spécificité de l'action infirmière par une action centrée sur la santé et non sur la maladie chez Florence Nightingale[46]). Ces sciences infirmières sont certes reconnues de façon variable : elles bénéficient de revues scientifiques dans le monde anglo-saxon comme la *Nursing Research* fondée en 1952, là où en France elles peinent à être reconnues sur le plan universitaire. Mais la médecine n'est-elle pas passée elle-même par ces étapes avant de se faire reconnaître ?

Cette pratique médicale est sociale car elle est mandatée par une société donnée.

À la différence d'une science sociale qui peut choisir son degré d'engagement (faire de la sociologie dans son bureau ou dans la rue aux côtés des mouvements sociaux), la médecine a une obligation de réponse à une demande individuelle, parfois urgente, et collective, parfois très contraignante comme l'obligation de procurer des soins relevant de la santé publique en cas de pandémie.

---

[45] La médecine pour Aristote est bien un savoir, mais non une science, car elle s'intéresse au cas individuel et non au principe universel (voir Dominique Foldscheid. La médecine comme praxis : un impératif éthique fondamental. Laval théologique et philosophique, 1996, 52 (2), 499–509, ici p.502-503). Elle n'est pas pour autant une démarche empiriste, car elle recherche rationnellement le moyen optimal d'une finalité déjà donnée, la vie bonne pour ce vivant particulier. Ayant sans doute observé son propre père médecin, Aristote reprendra le vocabulaire médical de l'examen pour penser la visée de l'opportun (*kairos*) comme clef d'une sagesse pratique en situation (David Jousset. Kairos. Le moment de la décision en éthique médicale. Journal international de bioéthique et d'éthique des sciences, 2014, vol. 25, n° 2, p.111-135).

[46] Florence Nightingale. Notes on Nursing. Éd. Harrison, Paris, 1860.

Parmi les contraintes de la réponse médicale, il y a celle d'être une activité encadrée juridiquement. À défaut d'un droit médical spécifique, le droit de la santé pose comme fondement que c'est bien le patient qui prend les décisions le concernant et en particulier autorise le médecin à intervenir sur son corps ou son psychisme. Certes les conditions d'exercice de ce droit fondamental posent des difficultés réelles, en particulier les vastes enjeux du consentement et du refus des soins, les différents modèles de la relation thérapeutique dans la dissymétrie des savoirs et des pouvoirs, les situations limites où le patient ne peut exprimer sa volonté ni participer consciemment à la réflexion sur son état de santé. Il n'en demeure pas moins que le Code de la santé pose un horizon qui concerne toute la médecine : « le droit fondamental à la protection de la santé doit être mis en œuvre par tous moyens disponibles au bénéfice de toute personne[47] ». De même le Code de déontologie de l'ordre des médecins pose en premier fondement que la médecine s'exerce non au profit de la science ou dans la visée de la santé, mais dans l'intérêt d'une personne et d'une société de personnes : « le médecin, au service de l'individu et de la santé publique, exerce sa mission dans le respect de la vie humaine, de la personne et de sa dignité[48] ». Certes le même code renvoie à la science comme référence justifiant une décision en conscience[49]. Mais il n'en demeure pas moins que la médecine ne doit pas, selon la déontologie exprimée, être en premier une activité de recherche du savoir ni l'exercice d'un pouvoir.

Un espace de pouvoir

Néanmoins, la médecine est aussi un espace où interagissent différents pouvoirs. C'est une des raisons pour laquelle elle ne

[47] Code de la santé publique, article L1110-1, loi du 4 mars 2002.

[48] Code de déontologie médicale, article R4127-2, édition février 2021.

[49] Le médecin est libre de ses prescriptions dans les limites de la loi et « compte tenu des données acquises de la science » (art. R4127-8), ce qui pose un vaste problème quant à l'accès et à la maîtrise effective de l'état évolutif de la science et à la nature de ce savoir. Ce code ne définit pas davantage la nature de la médecine.

peut être un système scientifique fermé, comme une théorie de l'algèbre atteignant une complétude. Ce n'est pas seulement en raison du jeu académique habituel des controverses scientifiques, comme en histoire où une hypothèse parfaitement étayée sur des archives peut être à tout moment remise en question par de nouvelles découvertes ou par un nouveau paradigme d'interprétation. La médecine est une science ouverte parce que son objet interagit et exerce sur elle un pouvoir. En effet cet objet est vivant donc « anomalique » : chaque organisme a une singularité qui n'est pas un écart aux normes (anormalité), mais une façon créative de se propulser dans la vie[50]. Cet objet est aussi libre donc imprévisible ; de plus il est généralement souffrant, conscient d'être altéré, en recherche d'un mieux-être, donc questionnant implicitement tout discours tenté de définir sa forme de vie voire de lui imposer une normalité. Ce processus de sollicitation et d'échappement, de demande de remède et de fuite de la médicalisation de l'existence, n'est pas l'apanage de certains groupes sociaux militant, tels les malades du SIDA remettant en question le discours de l'Organisation mondiale de la santé dans les années 1990. C'est un phénomène mondialisé, multiple au niveau mondial, recoupant l'espace politique de la santé[51] voire l'espace socio-historique de la santé. Ainsi en est-il de la mise en concurrence ou du recours simultané à plusieurs médecines (officielle-occidentale, alternatives, pratiques traditionnelles, automédication, etc.). Certes les contextes d'exercice de la médecine sont extrêmement variables : un médecin haïtien exerçant à l'hôpital général de Port-au-Prince dans un dénuement quasi total de tout équipement et tout médicament

---

[50] C'est ce que Canguilhem nomme la « normativité biologique », la capacité d'un vivant à instituer son milieu et à poser des valeurs, ce qui définit le pôle santé dans la dynamique de la vie : « l'homme est sain pour autant qu'il est normatif relativement aux fluctuations de son milieu. Les constantes physiologiques ont, selon nous, parmi toutes les constantes vitales possibles, une valeur propulsive. Au contraire, l'état pathologique traduit la réduction des normes de vie tolérées par le vivant (…) » (Georges Canguilhem. Essai sur quelques problèmes concernant le normal et le pathologie (thèse de 1943) ; In : Le normal et le pathologique. Éd. PUF, Paris, 1966, p.155.

[51] Didier Fassin. L'espace politique de la santé : essai de généalogie. Éd. PUF, Paris, 1996.

paraît exercer un tout autre métier que le médecin haïtien exilé à Miami, bénéficiant des dispositifs les plus sophistiqués d'une clinique de Floride. La médecine n'est pas homogène dans sa dimension de biopouvoir et considérer que la « médecine est une stratégie bio-politique[52]» signifie bien qu'elle est elle-même prise dans des réseaux de pouvoirs, de pressions sociales, de négociation des espaces de vie.

La médecine est ainsi partagée entre des professionnels qui l'exercent par mandat politique, par autorisation corporatiste, par des normes, et d'autre part des « profanes » qui pratiquent l'automédication, détournent certains usages, expriment des attentes. Les usagers de la médecine participent d'une co-construction de l'acte médical.

Dans un ouvrage fondateur de la sociologie de la connaissance, Ludwik Fleck a proposé un modèle original de cette co-construction. Bactériologue polonais, engagé dans des recherches de sérologie du typhus et de la syphilis, il insiste sur la dimension collective de la recherche scientifique, notamment via la notion de collectifs de pensée (*Denkkollectiv*) partageant un style normatif contraignant et des habitudes de pensée. Il souligne également la nature instable des objets scientifiques, en particulier des « entités » nommées pathologies. Le champ de la science médicale n'est donc pas un ensemble d'objets attendant d'être découverts, décrits, définis par une pensée qui s'en approche ; c'est un champ d'interactions entre une pensée qui se projette et une réalité qu'elle pose en se projetant, une réalité que la science informe et réfléchit en elle. D'où des affirmations qui peuvent apparaître en première lecture comme relevant d'un constructivisme social radical qui considérerait la

---

[52] Michel Foucault. La naissance de la médecine sociale. 2e conférence à l'université de Rio de Janeiro en octobre 1974, repris in : Dits et écrits, Éd. Gallimard, coll. « Quarto », Paris, 2001, texte 196, t.2, p. 207-228, ici p.210. Dans cette conférence où Foucault théorise pour la première fois la biopolitique, il distingue différentes stratégies : médecine sociale, médecine d'État, médecine urbaine, médecine de la force de travail. Il est surprenant toutefois que Foucault théorise la médicalisation de l'existence ou le pouvoir médical (notamment psychiatrique), beaucoup plus que la médecine comme telle, en particulier comme rencontre soignante. Ceci demanderait une analyse spécifique, en particulier autour du concept foucaldien, à la fois éthique et politique, du soin repris de la pensée antique (*epimeleia*).

réalité connue scientifiquement comme n'étant qu'une construction culturelle évolutive[53]. Mais en réalité ce discours pose une autre approche de la connaissance que le dualisme sujet-objet qui habite encore la plupart des épistémologies de son époque, celle de Karl Popper en particulier : selon Fleck « le savoir ne repose sur aucun substrat ; les idées et les vérités n'existent que grâce à des mouvements et des interactions constants[54] ». Les idées, telle la catégorie de la maladie nommée syphilis, ont donc une vie propre faite d'interaction entre des styles de pensée (le tabou sexuel sacralisant une « maladie de Vénus »), des données issues de l'observation empirique (lésions des muqueuses), des conjectures historiquement déterminées (la recherche d'un agent infectieux dans le sang), de nouvelles représentations issues d'une discipline (la sérologie identifiant une bactérie sexuellement transmissible). Par là, Fleck ouvre le champ de la réflexion sur la scientificité en général : non seulement l'étude du raisonnement médical n'est pas une particularité locale, au sens où la médecine serait encore une science immature en voie de purification, mais toute science est à penser comme ce champ de forces où se configurent réciproquement les pratiques sociales, les catégories de pensée et les matériaux manipulables.

Jean Gayon en a fait la démonstration pour la génétique[55]. Alors même que la génétique s'est rapidement constituée comme discipline sur le plan intellectuel (fournissant un paradigme matriciel pour d'autres champs de connaissance), sur le plan institutionnel et sur le plan symbolique (le « tout génétique » comme idéologie prégnante dans les sociétés occidentales), la génétique a perdu son unité théorique en raison de la pluralité de définition de ce qu'est un gène : plusieurs définitions moléculaires, notion de « gènes morcelés », non-universalité du codage génétique, etc. La prolifération des

---

[53] Ce que confortent certains passages de son livre : « L'acte cognitif est l'activité humaine la plus conditionnée qui soit par le social, et la connaissance est tout simplement une création sociale » (Ludwik Fleck. Genèse et développement d'un fait scientifique. tr. fr., Éd. « Les Belles Lettres », Paris, 1935, p.78.

[54] Fleck 1994, p.94.

[55] Jean Gayon. La génétique est-elle encore une discipline ? Médecine/Sciences, février 2004 ; n° 2 vol. 20, pp.248-53.

unités de recherche et des spécialisations de laboratoire (« génétique des maladies », « génétique des oncogènes ») ne peut voiler le champ de forces qu'est devenue la génétique, ces forces traversant largement le pur savoir puisqu'elles animent des organismes d'ingénierie biologique et des entreprises très lucratives (voir les industries capitalistes qui se sont développées autour du séquençage du génome, fondées par plusieurs grands biologistes contemporains). La médecine contemporaine est traversée par ces courants violents d'un continuum de la recherche, de la technologie et du monde industriel autour des biotechnologies. Elle est confrontée au capitalisme mondialisé brevetant le vivant, concentrant les données massives, fixant les prix des traitements cancéreux innovants[56].

Une technoscience comme les autres ?

Dominique Foldscheid a dénoncé dans un article éloquent le risque que la médecine devienne une « technoscience » répondant au double impératif de tout savoir (le cancérologue ignorant de nombreux aspects du cancer ne serait plus un véritable médecin) et de tout pouvoir (le spécialiste du coronavirus ayant une forte connaissance, mais encore impuissante à contrôler une pandémie ne serait plus un véritable médecin) : « le savoir proprement médical perd toute spécificité pour devenir une simple région des sciences de la vie, tandis que la pratique médicale rentre dans le giron des opérations techniques[57] » censées produire de la santé.

Quel est l'enjeu de la technoscience ? Selon l'inventeur de ce terme, Gilbert Hottois, c'est sortir du dualisme entre l'évolution technobiophysique de l'humanité et l'évolution symbolique, entre l'hominisation comme évolution « naturelle » et

[56] Un traitement de type immunothérapie coûte environ 100 000 euros par patient, pour un coût total des anticancéreux, remboursé en France par l'Assurance maladie, estimé à 3,2 milliards d'euros selon le rapport de l'Institut Curie de 2017.

[57] Foldscheid 1996, *op. cit.*, p.500. La médecine est définie comme « pratique soignante accompagnée de science et instrumentée par des moyens techniques » (p.509).

technicienne par laquelle l'humain se transforme, et l'humanisation comme devenir culturel, moral, métaphysique. Pour Hottois, « l'autoréférence objectivante et opératoire que promeut la technoscience relativise considérablement la symbolisation[58] ». Cela signifie que la technoscience est un pouvoir-savoir-faire par lequel l'humain s'objective, s'opère, sans que la référence à un patrimoine de valeurs ou à une réflexion sur le sens soit déterminante. Une traduction pratique serait la liberté de s'opérer soi-même afin d'augmenter son potentiel par des implants, des augmentations technobiologiques de l'organisme[59]. L'humain se transforme en prothèse intégrale, sans que la question du sens de cette transformation soit essentielle. Si Hottois entend maintenir une dialectique entre les deux évolutions, hominisation et humanisation, s'il cherche à penser une « coévolution » articulant technoscience et symbolisation, il critique principalement toute prétention à contrôler la recherche et le développement de la technoscience, reconnue comme « un moteur capital » de l'évolution humaine et même comme une puissance « donatrice et libératrice » des possibilités pour l'humanité à venir. Dès lors la question se pose : au nom de quel critère peut-on poser une limite à la transformation de l'humain ? La médecine n'est-elle qu'une technoscience du vivant parmi d'autres ?

De même que la médecine est irréductible à un faire (l'agir médical continue même quand il n'y a « plus rien à faire » pour un patient), de même l'humain est irréductible à sa dimension opératoire. Plus précisément, l'expérience de la médecine confronte à cette dimension de vulnérabilité, de passivité, de non-puissance comme une composante essentielle de l'humaine

---

[58] Gilbert Hottois, art. « Technique », in : Dictionnaire d'éthique et de philosophie morale, Monique Canto-Sperber (dir.). Éd. PUF, Paris, 2004 [1996], p.1914 à 1917 pour les citations suivantes.

[59] Voir en ce sens la proposition 8 de la Déclaration transhumaniste (version 2012) : « Nous promouvons la liberté morphologique - le droit de modifier et d'améliorer son corps, sa cognition et ses émotions. Cette liberté inclut le droit d'utiliser ou de ne pas utiliser des techniques et technologies pour prolonger la vie, la préservation de soi-même grâce à la cryogénisation, le téléchargement et d'autres moyens, et de pouvoir choisir de futures modifications et améliorations. »

condition. Non seulement l'humain ne peut s'opérer au sens d'une mise en œuvre de tous ses potentiels, mais il est habité par un essentiel désœuvrement : l'humain ne peut se faire totalement, il est aussi fait par… la vie, les circonstances, les autres. Ce fait d'être qui échappe à notre agir, c'est par exemple le fait d'être mis au monde par une procréation entre deux êtres, procréation qui ne peut être reproduite techniquement : ni une assistance médicale à la procréation, ni un éventuel utérus artificiel ne reproduisent l'acte procréatif dans toutes ses dimensions, notamment affectives et existentielles. Il en va de même pour toutes les opérations techniques : le fait de reproduire des états de réalité (organe artificiel, fécondation in vitro ou opération de chirurgie orthopédique assistée par un casque de réalité augmentée) ne signifie pas que l'ensemble du processus de réalisation soit devenu technique, mécanisable ou « opérationnalisable ». La technique demeure un système de mise au monde indissociable d'autres façons d'être au monde (le projet parental, l'expérience du chirurgien) qui impliquent des décisions politiques et des choix de valorisation (la tolérance d'une société à l'artificialisation du corps). La médecine joue ici un rôle essentiel pour rappeler le tissage des dimensions de la réalité car elle est confrontée en première ligne aux limites de la puissance d'agir et à l'ambivalence de toute action de transformation. Toute formation d'un nouvel état de réalité (telle l'opération chirurgicale) contient une potentielle déformation (un risque de blessure, de dépendance du corps appareillé, médicalisé) aussi bien qu'une puissance de transformation vitalisant (retrouver des possibles antérieurs, explorer de nouvelles possibilités de vie une fois appareillé, équipé de dispositifs techniques). Comme toute puissance d'agir, la médecine est ambivalente, pharmacologique au sens où tout *pharmakon* est « remède » ou « poison » selon la proportion de son usage.

L'art de la mesure vitale

Dans l'expression « La médecine, art ou science ? », le terme « art » est l'équivalent latin de la *tekhnè* grecque, mais que signifie la *tekhnè iatrikè*, la « technique médicale » ? De nos jours, cette appellation renvoie à des procédures spécialisées, technologiques, parfois pratiquées par des professionnels non médecins (la radiologie, l'analyse biomédicale, etc.). Si l'on suit un sens majeur du grec *tekhnè*, la technique médicale serait plutôt un savoir-faire réglé et transmissible. Or la médecine contemporaine semble recouvrir une pluralité de savoir-faire, que l'on tente de cerner actuellement par des diagrammes de compétences. Ne faut-il dès lors poursuivre la recherche du sens profond de la *tekhnè* médicale, un sens qui invite à replonger dans les racines de la pensée de la médecine dans notre civilisation ? La racine indo-européenne *med* suggère une alliance de méditation, depuis l'observation clinique jusqu'à la délibération d'un pronostic, et d'une décision thérapeutique. Cette méditation est l'exercice d'un jugement, l'application d'une mesure de modération[60]. Or selon Benvéniste, il s'agit d'une « mesure de caractère technique ; d'un moyen consacré par l'usage et d'une efficacité déjà éprouvée » d'où la synthèse que le grand linguiste propose de l'unité de signification de cette racine **med* : « prendre avec autorité les mesures qui sont appropriées à une difficulté actuelle ; ramener à la norme — par un moyen consacré — un trouble défini ».

Cette synthèse appelle de nouveaux questionnements. On note la distinction entre traiter par la médecine et guérir ou encore soigner au sens d'un souci veillant sur autrui, le soin recouvrant des pratiques qui s'étendent de l'éducation au politique. Mais comment comprendre l'articulation de cette activité normalisatrice (soumettre un organisme à des règles pour y ramener l'ordre normal actuellement perturbé) avec la normativité du vivant proposé par Canguilhem, cette normativité comprenant une dimension d'automédication, d'autoréparation physiologique, de soin de soi, de transformation de sa forme de vie ? Faut-il voir dans la pratique médicale un art de concilier technique et vie ?

Cette pratique médicale est apparue à la fois technique (intervention réglée pour transformer un rapport à la vie marquée par une altération négative) et à la fois scientifique. À condition d'entendre par science autre chose que la seule

---

[60] Émile Benveniste.Vocabulaire des institutions indo-européennes. Tome II. Les éditions de Minuit, Paris, 1969, p.127.

connaissance hypothético-déductive, c'est-à-dire une science définie de façon trop réductrice par la falsifiabilité des conjectures, la vérification des hypothèses ou la cohérence des modèles. Repenser une science au niveau de la pratique, c'est concevoir un savoir intégratif d'autres savoirs : le savoir d'expérience du patient, les savoirs non médicaux des autres professionnels du soin, le savoir profane des accompagnants et aidants. Ce savoir intégratif demeure un savoir méthodique et réflexif, capable d'analyser ses cheminements d'élaboration, par exemple les biais cognitifs et raisonnements d'analogie qu'il utilise. C'est un savoir d'une raison élargie.

En ce sens la médecine comme pratique est scientifique et technique. On a vu également qu'elle était la confluence d'une pensée agissante et d'un agir qui se pense. La conciliation, le tissage de ses dimensions théoriques, techniques et pragmatiques est peut-être ce que signifie le mot « art ». Non pas seulement un agir dans les « règles de l'art » (ce qui réduirait la pratique à l'observance de normes techniques), ni non plus une pure créativité d'artiste sans commune mesure (isolé de la dimension scientifique), mais l'art comme sens de la mesure.

L'art de la mesure

Loin de toute « arithmophobie » (peur du nombre), il faut penser la médecine contemporaine dans sa contrainte d'un rapport au calculable. La médecine en effet n'est pas que souci éthique de la personne à soigner ni un ensemble d'actes s'efforçant à l'optimum de bonnes pratiques. Elle est aussi un agir sous contraintes. Parmi ces contraintes, le chiffrage est un composant incontournable, mais non inéluctable. Cela signifie que l'on peut sortir, au prix de certains efforts (*eluctari*) de la réduction de la pratique au dénombrement, mais qu'il est sans doute insensé d'imaginer une médecine sans nombre. La médecine doit se confronter à l'exigence de chiffrer son activité pour plusieurs raisons. Un principe de justice publique : rendre raison des financements publics reçus, sans nier l'indépendance médicale envers le pouvoir exécutif; un principe éthique d'efficience : montrer comment les moyens sont optimisés pour atteindre le meilleur résultat de santé, sans adopter pour autant une politique de rationnement qui n'est pas en soi une marque d'efficience ; un principe professionnel d'évaluation des pratiques : dénombrer le temps nécessaire au soin permet de valoriser des actes de soin « invisibilisés », sans réduire pour autant la pratique à une quantité d'actes ; un principe scientifique de comparaison objective : quantifier une amélioration permet de justifier d'un bénéfice médical rendu, sans réduire pour autant la santé à des indicateurs chiffrés.

Prenons l'exemple de l'évaluation de la douleur par une échelle numérotée. Une critique habituelle est qu'une telle évaluation ne serait qu'une quantification, incompatible avec l'éprouvé de douleur qui est qualitatif, voire qui est une expérience globale d'altération de son être au monde (dans la douleur chronique, le souffrant voit se transformer tout son rapport au temps, aux autres, au monde). Certes, mais un autre usage est possible de cette échelle : l'indice d'un indicible, l'entame d'un dialogue sur l'expérience subjective, la marque d'une attention du corps soignant envers cette dimension essentielle de la douleur somatique, longtemps négligée par exemple dans les disciplines rencontrant des patients ayant du mal à communiquer (pédiatrie, gériatrie, psychiatrie).

Le chiffrage est une composante de la mesure vitale qui être complétée par d'autres composantes telles que le savoir qualitatif, le jugement de ce qui est opportun. Pour prendre ce dernier élément, un élément du cœur de métier médical est la prise de décision dans une situation où l'état de l'art, c'est-à-dire l'état des connaissances, mais aussi les recommandations de bonnes pratiques, ne permet pas de déterminer la bonne décision à prendre. La délibération médicale ne repose pas pour autant seulement sur une intuition, elle participe d'une intelligence collective intégrant des savoirs différents : la contribution des soignants non-médecin, la réflexion du patient sur son état de santé, celle de l'entourage. D'où l'enjeu de la co-décision, de la co-responsabilité au sein des équipes pluriprofessionnelles, de la démocratie dans le soin[61].

---

[61] Sur ces questions, voir par exemple Jean-Michel Boles, David Jousset (dir.). La codécision en santé : le soin démocratique. In : Les carnets de l'Espace de réflexion éthique de Bretagne, n° 7. Éd. Sauramps Medical, Montpellier, 2018.

L'orchestration du soin

Cet espace démocratique du soin est actuellement exposé à plusieurs lourdes menaces : la fragilisation du pacte de confiance entre usagers et médecins, la remise en cause d'un service public de santé comme priorité nationale d'une république sociale, le conflit des logiques (soignantes, administratives, économiques), la dévalorisation de la pratique comme apprentissage humble et long d'une justesse professionnelle. Il existe également des menaces externes concernant l'avenir de la médecine : sa dépendance envers un capitalisme biotechnologique, son assignation à répondre à des demandes de bien-être toujours plus individualisées, sa « télédéréalisation » dans une médecine numérique à distance des corps[62], etc. On relève des points névralgiques : les urgences saturées, la médecine préventive en friche, la médecine générale souvent délaissée. On devrait aussi être attentif aux expériences positives pour étudier leur transférabilité voire leur généralisation. Ainsi les équipes mobiles de soins palliatifs peuvent être un exemple d'une voie d'avenir. Le médecin y travaille en partenariat avec des professionnels ayant de tout autres référentiels, tel un psychologue clinicien. Le médecin y apporte à la fois une contribution spécialisée (par exemple des compétences techniques dans l'usage des sédatifs) et une contribution d'orchestrateur de la prise en soin, veillant à une continuité du projet de soin pour la personne. Il ne sait pas tout ni peut tout, mais il peut venir interroger, notamment dans les services ayant des lits palliatifs dédiés ou des patients en situation palliative, afin de maintenir ouvertes certaines questions, certaines pratiques. On retrouve cette posture dans d'autres champs de l'action médicale : être régulateur du soin dans un Établissement d'hébergement pour personnes âgées dépendantes, être coordinateur d'une continuité de l'action de la prévention primaire, secondaire et tertiaire en médecine au travail, être organisateur d'une collaboration dans un réseau de

[62] Pour un plaidoyer surprenant en faveur de cette médecine médiatisée par la technique, comme réponse équitable aux déserts médicaux, voir Guy Vallancien. La média-médecine. In : Daniel Couturier et al. (dir.). La mort de la clinique ? Éd. PUF, Paris, 2009, p.74.

soins à domicile, de type Hospitalisation à domicile. Le risque de cette figure d'orchestrateur serait de cantonner le médecin à sa tour de contrôle, comme un aiguilleur des « prises en charge », sursollicité par les tâches d'administration, d'enregistrement des actes, d'évaluation de la qualité, de négociation des postes, de résolution des conflits de personne. Un tel manager médical n'aurait plus aucune disponibilité pour la clinique, c'est-à-dire pour s'incliner (en grec *klinein*) de respect, d'attention et d'observation au chevet du patient. C'est pourquoi le médecin doit demeurer un clinicien ayant son approche propre tout en assumant ce rôle de médiateur. L'orchestrateur met en musique en veillant à la musicalité, à l'exigence médicale, tout en harmonisant les timbres et harmoniques de chaque soignant. La médecine conserve sa forme de pensée agissante spécifique tout en portant le souci de l'ensemble des médiations faisant remède à un mal-être. Elle s'inscrit comme médiatrice des actions qui remédient à une altération de la vie vulnérable, tout en ayant sa pratique questionnant des conditions limites de la vie humaine, pensée-action qui se réfléchit (scientifiquement) et s'équipe (techniquement). La médecine comme remédiation d'humanité[63].

Un appel à vivre

La médecine n'est pas l'attribut des médecins. On a vu qu'elle est aussi une discipline historique, une action mandatée par une société, un champ de pouvoirs et de co-construction

---

[63] Dominique Foldscheid fait également appel à la racine indo-européenne **med* pour penser l'essence de la médecine comme opération de « remédiation » où la technique reconduit la nature à elle-même, comme la prothèse permet au corps de reproduire sa fin propre (Foldscheid 1996, op. cit., 506-507). Tout ceci soulève beaucoup d'interrogations : quelle est cette nature invoquée pour poser une norme à la technique ? Comment en déduire, comme le fait D. Foldscheid, une « primauté de la personne » définissant la médecine non par la santé, mais comme « médecine de la personne » ? Cela supposerait de reprendre la pensée de Heidegger qui inspire ici Foldscheid, en particulier sa pensée de la technique, à condition de revoir le dualisme heideggerien entre pensée calculante, arraisonnant le réel, et pensée méditante. En un sens, la médecine est une méditation de l'incalculable, dans une pratique contrainte de calculer les possibles.

d'un savoir autour des limites du vivable. Ceci ne vaut pas seulement pour l'utopie concrète d'une « démocratie sanitaire », plus modestement d'une participation des personnes soignées à une réflexion sur les orientations du système des soins. Cette participation est à l'origine même de la médecine comme réponse à une demande, parfois à un besoin informulé ou à une non-demande. L'être qui a du mal à être (en latin *male habitus*, « être mal » d'où « malade ») peut faire appel à diverses ressources (hygiénique, diététique, culturelle, spirituelle). L'appel de l'être souffrant au médecin vient investir la médecine. L'« appel pathétique » justifie le discours pathologique et autorise l'action thérapeutique. Ce qui amène Canguilhem à poser la thèse qu'il n'y a pas de « pathologie objective[64] », mais qu'il y a une pratique objective, au sens d'impartiale, dans sa recherche de réponses à une demande subjective qui porte non pas sur un fait, mais sur une valeur, l'être mal.

Une dernière définition de la pratique médicale serait qu'elle est un art d'accompagner une existence, par des médiations techniques et des savoirs partagés et formalisés, dans l'intensification de ses possibilités vitales. Cette intensification peut aller de la guérison au vivre avec une maladie chronique, de la rémission à l'adaptation, de la rééducation fonctionnelle à l'invention de formes de vie nouvelles, post-traumatiques ou post-pathologiques en général. Cet art implique le doigté, le tact soignant, le sens de l'opportun et de la proportionnalité. L'agir médical sait prendre la mesure de la vie qui ne lui appartient pas. La mesure est ce qui relie le chiffrage quantitatif des facteurs à l'évaluation d'une proportionnalité du soin. Telle la mesure musicale où se coordonnent science des harmoniques et jugement esthétique de l'harmonieux dans une même pratique du musicien. Le médecin, orchestrateur du soin, est alors cet Homme de la mesure vitale.

[64] « C'est l'écho de cet appel pathétique [du malade au médecin] qui fait qualifier de pathologiques toutes les sciences qu'utilise au secours de la vie la technique médicale. » (Canguilhem 1966, *op. cit.*, p.153). En ce sens, « la clinique n'est pas une science et ne sera jamais une science, alors même qu'elle usera de moyens à efficacité toujours plus scientifiquement garantie ».

Dédicaces

Merci à Jean-Michel, Cyril, Michel, Jean, Armelle et tous les sages praticiens qui m'ont initié à la médecine comme pensée humaine !

David Jousset, maître de conférences habilité de philosophie à l'université de Brest, est un ancien élève de l'École normale supérieure de la rue d'Ulm (Paris) où il a découvert l'aventure des recherches interdisciplinaires. Avec des médecins et psychologues, il s'est engagé en éthique du soin sur un modèle relationnel pour concevoir l'autonomie et la vulnérabilité humaine (*Penser l'Humain vulnérable. De la philosophie au soin*, David Jousset, Jean-Michel Boles et Jean Jouquan (dir.), Presses universitaires de Rennes, 2017), la co-responsabilité dans la décision démocratique (D. Jousset, JM Boles (dir.), *La co-décision dans le soin, de la relation inter-personnelle à la réflexion collégiale : une dimension démocratique du soin ?*, Collection « Carnets de l'Espace de réflexion éthique de Bretagne », Sauramps Medical, 2018). Actuellement, ses recherches portent en éthique politique et philosophie sociale sur la pensée de l'être social à partir des expériences de l'exclusion (D. Jousset, Bruno Tardieu, Jean Tonglet, *« Les pauvres sont nos maîtres » ! Apprendre de ceux qui résistent à la misère, le paradoxe Wresinski*, Paris, Hermann, 2019).

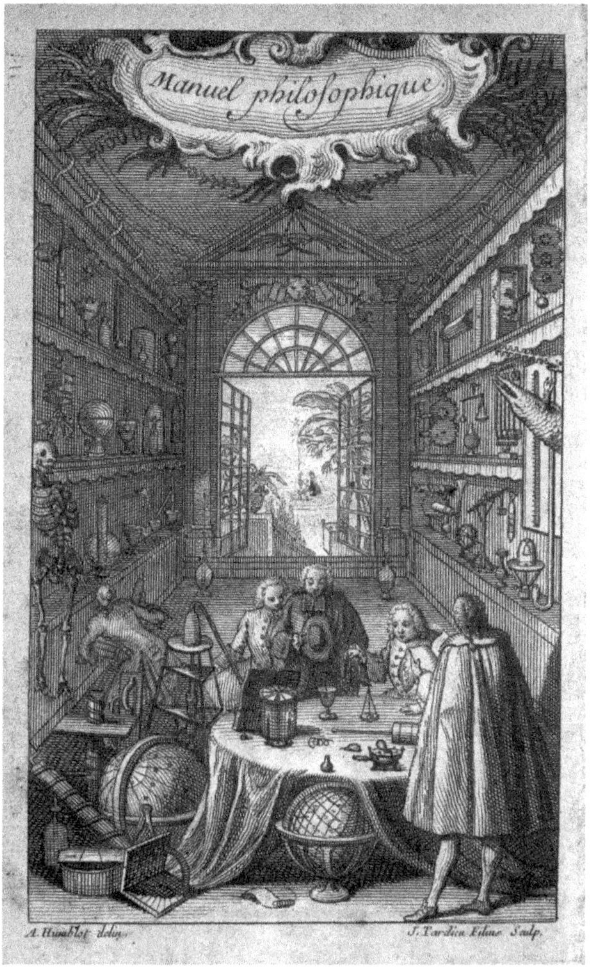

Réf. image : 05668
Frontispice (Eau forte)
Auteur de l'ouvrage : PANCKOUCKE, André Joseph
Manuel philosophique ou précis universel des sciences
EditionLille, Paris : E. Savoye, 1748
Cote039701
Dessinateur Humblot, A. Graveur Tardieu Fils, J.
Adresse permanente de cette image
https://www.biusante.parisdescartes.fr/histmed/image?05668
Collection BIU Santé Médecine

De l'art à la médecine
Le pont entre la médecine et l'art est la psychanalyse

Jacques Blanc

Pourquoi l'art plutôt que rien ? Pourquoi y a-t-il quelque chose plutôt que rien ? Et s'il y a quelque chose, est-ce qu'il y a une raison ?

La médecine obéit à une nécessité, une causalité nécessaire, elle est ce qui ne peut pas ne pas être. Mais il n'y a pas de nécessité à l'art, qui achoppe sur la question du déterminisme, car il n'obéit à aucune causalité apparente.

Il n'y aurait donc aucun point commun entre la nécessité de la médecine et celle de l'art.

Le débat entre psychothérapeute et psychanalyste non-médecin ne sera pas évoqué ici dans la question de la conjugaison de la psychanalyse avec l'art. Quoique médecin et neurologue, Freud a défendu l'analyse pratiquée par des non-médecins. La spécificité de cette discipline par rapport à toutes les formes de thérapie et son indépendance par rapport à tous les pouvoirs a été un combat permanent.

« N'était-ce pas dévoyer la psychanalyse que de vouloir la réduire à la médecine comme le voulait le projet de loi Accoyer dans les années 2000 ? » s'interrogeait alors le psychanalyste René Major en 2004[65]

Nous nous situerons hors champ de ce débat. Les problématiques de la psychanalyse avec l'énigme de la création demeurent et seront le cœur de notre sujet.

Il n'y a pas de progrès en art, ou la question du don

Les puissants apports techniques aux disciplines artistiques au XXe siècle ne changent pas grand-chose aux apports, ni à la singularité de l'artiste, ni à la radicalité de son exigence et de son travail. Tout lui aurait-il été donné dès son premier geste ?

---

[65] Interview. Magazine Littéraire numéro 428 février 2004.

Les habitants de la grotte Chauvet ne peignaient pas moins bien que nos contemporains, et si art il y avait déjà, il faudrait en trouver la raison. Et nous en sommes toujours là, au même point d'interrogation devant les gestes et les représentations laissées par des êtres humains dans ces grottes, il y a quelque trente mille ans. D'où ces humains tenaient-ils donc cette science de la représentation, cette technique du dessin, du mouvement, de l'épure ? Quelles étaient les raisons de ces fresques et de ces empreintes de mains pour ceux qui en étaient les auteurs ? Spirituelles, chamaniques, mémorielles, relationnelles… ?

Pourrait-on penser qu'il y aurait une pulsion de création autonome, hors sublimation, en contradiction avec ce que dit Freud ? Quelque chose du secret de la création artistique restera-t-il à jamais une zone inconnue, alors que nos connaissances du corps humain et du psychisme n'ont cessé de progresser, depuis les autopsies des cadavres au XVIe siècle jusqu'aux découvertes de la psychanalyse au XXe siècle, comme voies d'accès à l'intérieur du corps humain et aux secrets de son âme ? L'art a absorbé les inventions technologiques au long de son histoire, notamment dans les temps modernes, mais l'idée d'un progrès lui est étrangère. Le corps est ce continent sur lequel l'histoire a fait peser tellement d'interdits que les médecins n'ont pu s'y aventurer que clandestinement.

La question du « don » artistique restera une énigme pour la psychanalyse. Le poète espagnol Federico García Lorca, dans une conférence en 1933 sur l'esprit du cante jondo, intitulée « Jeu et Théorie du Duende » (reprise en 2008 dans l'édition Allia) utilise ce concept pour les danseurs et chanteurs de flamenco pour signifier l'inspiration profonde qui monte de la terre et traverse l'interprète jusqu'au ciel. Le Duende, c'est l'esprit de l'Andalousie, « l'esprit caché de la douloureuse Espagne ». Ce pouvoir mystérieux que tout le monde ressent et qu'aucun philosophe n'explique, selon Goethe, cité par Lorca. « Tout ce qui a des sonorités noires a du Duende » selon le compositeur Emmanuel de Falla, cité par Lorca. Selon la tradition gitane, le souffle du Duende viendrait d'un mystérieux Pharaon noir, qui serait l'ancêtre des Gitans.

Mais le Duende n'est ni la muse ni l'ange qui viennent du dehors, que de ce fait il faut chasser pour avoir le Duende qui lui, vient de l'intérieur. Il faut le réveiller, on se bat avec lui ; ni le savoir-faire, ni la technique ou l'habileté ne peuvent le remplacer, selon Lorca. Les forces avec lesquelles l'artiste se bat pourraient être les forces de l'inconscient et les forces noires de la tragédie, comme celles du chant profond. Ce serait le point aveugle de la psychanalyse, ce qui échappe à toute explication, une énigme dira Freud.

« Notre besoin de consolation est impossible à rassasier[66] »

« On pourrait vivre sans musique, mais moins bien » Ravel.

Freud ne cessera d'interroger les œuvres des plus grands créateurs de tous les temps qui seront sa grande source d'inspiration pour ses théories, tout autant que les récits de ses patients.

Sa tentative d'explication tient dans son opposition entre principe de plaisir et principe de réalité, par laquelle il dit que « nous aimons à compenser les défauts de la réalité par des productions d'accomplissement de désir », ce qui sera désigné par le terme de « sublimation ». C'est la sublimation qui ferait d'un trouble profond de l'artiste, d'un symptôme, une œuvre, par exemple chez Léonard de Vinci, œuvre issue d'un tourment sexuel ou tout comme dans « Le délire et les rêves de W. Jansen » de Freud, Jansen écrivain voit la révélation de son désir devant la fresque de la femme qui marche.

« Lorsque l'individu devenu ennemi de la réalité est en possession du don artistique qui restera pour nous une énigme psychologique, il peut transposer ses fantaisies en créations artistiques en lieux et places de symptômes, échapper au destin de la névrose et récupérer par ce détour sa relation à réalité ».

L'être humain confronté à son inachèvement biologique et à sa finitude, sa propre mort, trouverait dans l'art comme dans la religion une consolation, et la musique serait l'art par excellence de la consolation.

[66] Stieg Dagerman. Notre besoin de consolation est impossible à rassasier. Éd. Actes Sud, Arles, 1981.

Les pulsions sont multiples, et Lacan usait d'une métaphore pour montrer la tension du trajet pulsionnel pour obtenir sa satisfaction : « À l'arc est donné le nom de la vie et son œuvre c'est la mort »... ce que la pulsion intègre d'emblée dans toute son existence, c'est une dialectique de l'arc, je dirai même plus du tir à l'arc[67].

Ce qu'on appelle la culture, « c'est l'ensemble des réponses mystérieuses que peut se faire un homme lorsqu'il regarde dans une glace ce qui sera son visage de mort ». [68]

« On pourrait vivre sans musique, mais moins bien », disait Ravel.

Mais Freud, de façon très énigmatique, était étranger à la musique : « La musique, je suis presque incapable d'en jouir. Une disposition rationaliste ou peut-être analytique lutte en moi contre l'émotion quand je ne puis savoir pourquoi je suis ému ni ce qui m'étreint ».[69]

La théorie psychanalytique peut-elle s'emparer des œuvres musicales ? Question rendue très vite obsolète par les évolutions mêmes de la pensée critique, ou par les recherches de Michel Schneider, psychanalyste et musicologue.

La part maudite

Mais si l'énigme de l'art a suscité nombre d'ouvrages, l'existence de la médecine à l'inverse ne fait pas question : le souci de soi et des autres, corps et âmes, fait nécessité depuis la nuit des temps. Si l'utilité de la médecine ne fait pas débat, celle de l'art est l'objet de controverses constantes : l'art, à quoi ça sert ? L'art serait-il inutile ? Est-ce que cette inutilité fait sens ? La question de l'utilité de cette inutilité supposée de l'art interroge jusqu'à la légitimité de la dépense publique pour l'art et la culture dans nos démocraties. Si l'art est inutile, à quoi bon dépenser l'argent des contribuables en aides pour les arts et la culture ?

---

[67] Jacques Lacan. Le Séminaire. Livre XI. Éd. Seuil, 1973, page 162.

[68] André Malraux. Discours d'inauguration de Maison de la Culture de Bourges le 18 Avril1964.

[69] Sigmund Freud. Essais de psychanalyse appliquée. 1914.

Cette interrogation sera au cœur de l'œuvre de George Bataille dans son livre « La Part maudite[70] » ; cette part ainsi nommée est celle de toute dépense humaine non rentable pour une économie de marché. Ce serait le « trop-plein » de notre énergie qui se manifesterait dans l'érotisme, la fête, le deuil... et l'art, rendant ce « gaspillage » nécessaire à toute vie individuelle et à l'équilibre social.

« L'homme est né du désir, pas du besoin » selon Gaston Bachelard dans son Essai sur le Feu[71].

La confusion du désir et du besoin fonde la structure même de la société de consommation et nous serions coupables de céder sur notre désir pour combler nos besoins. Car rien n'échappe à la mainmise du marché sur l'espace public, ni celui de la santé ni celui de l'éducation, soumis aux lois de la rentabilité, jusqu'au plus intime de nos vies et de notre psychisme, jusqu'à occuper notre « temps de cerveau disponible ».

On connaît la non-réponse paradoxale à la question de l'utilité de l'art : l'art est ce qui rend la vie plus belle que l'art.

« À quoi bon des poètes en ces temps de détresse ?
Les poètes seuls fondent ce qui demeure » Hölderlin[72]

Cela ne ferait guère sens de dire que le médecin soigne les corps et que l'artiste pourrait être le médecin des âmes. Les régimes totalitaires ont quant à eux cherché cette rentabilité idéologique des artistes. Un matérialisme utilitaire pour tenter d'occuper la *psyché* humaine et de coloniser les imaginaires, semblables à toute œuvre colonisatrice de par le monde.

« L'homme, on peut le démonter et le remonter comme une mécanique », c'est la définition même de la mécanique totalitaire, dénoncée par Bertolt Brecht dans sa pièce « Homme pour Homme » ; et pour Joseph Staline, le rôle manipulateur qu'il assigne aux artistes : « les artistes sont les ingénieurs des âmes ».

---

[70] Georges Bataille. La Part maudite. Éd. Minuit, Paris, 2014.
[71] Gaston Bachelard. La psychanalyse du feu. Éd. Folio, Paris, 1985.
[72] Parole du poète Friedrich Hölderlin qui figure dans une strophe de l'élégie Pain et Vin, composée vers la fin de l'année 1800.

On peut donc « réparer les vivants », corps et âme, comme une voiture dans un garage, et en changer les pièces si besoin ? On comprend que la psychanalyse de même que l'art ont été soit éradiqués soit dévoyés de leurs fins par le système soviétique et par le nazisme comme opposition radicale à cette construction des lendemains qui chantent et de l'avènement d'un homme nouveau. Ceux qui nous promettaient le paradis nous conduisaient en enfer.

C'est ainsi une certaine vision de la santé comme « silence des organes » et de la santé mentale comme « silence de l'inconscient » ; alors que la psychanalyse est une science de l'émancipation de l'individu et de l'apprentissage de la liberté. L'histoire nous a montré qu'elle peut être dévoyée en instrument de domination sur le psychisme et de contrainte des corps et de leurs aptitudes au plaisir dans les régimes totalitaires et les régimes religieux, à travers la charia par exemple. Une répression qui s'exerce simultanément sur la psychanalyse et sur l'art contraints à devenir des outils de propagande et d'asservissement des individus.

L'art, de même que la psychanalyse, sont des combats contre ce silence que cherchent à imposer les systèmes autoritaires qui veulent la soumission de l'un et de l'autre, un combat sans fin pour la liberté individuelle au sein même de nos démocraties, car « le ventre est encore fécond d'où surgit la bête immonde » (Bertolt Brecht). Ainsi la psychiatrie peut aussi se faire arme d'anéantissement des artistes et intellectuels, au prétexte qu'ils constitueraient une menace sociale et idéologique. Les poètes comme les psychanalystes sont porteurs d'une dissidence contre tout système de pensée normalisateur, des résistants dans leur désir de « partage du sensible[73] ».

« L'avenir c'est du désir, l'avenir ce n'est pas de la peur » (Patrice Chéreau, metteur en scène).

---

[73] Jacques Rancière. Le partage du sensible. La Fabrique Éditions, Paris, 2000.

« C'est ce que je fais qui m'apprend ce que je cherche » Pierre Soulages

L'art comme la psychanalyse sont pensés comme des expériences et des aventures humaines, non pour rendre l'être et le monde transparents, mais comme quête de liberté. On a vu toutes nos certitudes s'effriter par les ouvertures multiples et par la compréhension de la porosité dans la représentation, entre intériorité et extériorité, le dedans et le dehors du corps effaçant peu à peu leur frontière théorisée par la tradition catholique. La torsion des corps peints par Bacon est à l'image de sa souffrance mentale.

Si l'on considère l'exemple de l'art de la danse dite contemporaine, on constate qu'elle a abandonné la recherche d'une gymnastique expressive, et celle d'une absolue virtuosité ou de l'exécution magistrale de figures imposées comme dans la danse classique. Elle n'est plus pure extériorité, mais quête de mouvements d'intériorité susceptibles de créer des « états de corps » propres à un individu et à la singularité de son psychisme et de son physique. L'avènement du danseur créateur face au danseur interprète marque une étape dans l'histoire de cet art. Il est celui qui va chercher en lui-même la pulsion de mouvements inédits débarrassés des lieux communs et des reproductions du même. Le savoir-faire du « métier » de danseur est remis en question par sa plongée intérieure. Dans la danse contemporaine, le corps pense et produit du sens.

Isadora Duncan, dans les années 1910 jusqu'à sa mort en 1927, fut une pionnière, en apprenant aux danseurs que la danse est la musique du corps. Elle rompait ainsi avec la narration, la musique de ballet, les codes… la colonne vertébrale rigide pour au contraire des ondulations partant du plexus solaire.

Ce qu'on appelle la présence sur scène de l'acteur est ce que nous percevons de lui, de la singularité du rapport de son psychisme avec son physique. Et tout acteur ou danseur cherche à intensifier sa présence dans la relation qu'il va créer, de cette singularité d'acteur vivant avec celle d'un spectateur vivant. De « l'être à l'être » selon l'expression d'Antoine Vittez, dans ce que l'on nomme maintenant les arts vivants : le théâtre, la danse, les performances, les concerts.

Quand on pense à l'intensité de la concentration en concert « live » de Keith Jarrett sur le clavier de son piano pour créer devant nous sa musique et avec nous, on comprend mieux son intolérance à la moindre perturbation susceptible d'interrompre le fil de son improvisation, la toux d'un spectateur, le bruit d'un fauteuil… Ce que l'on perçoit, c'est que ce sont ses mains qui le précèdent dans ses constructions mélodiques. Entre le spectateur-auditeur et l'interprète-créateur, les souffles doivent s'accorder. C'est toute la magie de la musique « live » que l'enregistrement ne retransmet que partiellement. Aujourd'hui, les mains de Keith Jarrett sont paralysées, hélas la médecine ne peut les réparer.

Psychose, Répulsion, M le maudit… Hitchcock, Polanski, Fritz Lang… Kazan et Bergmann et de nombreux autres… et la psychanalyse triomphante

La psychanalyse et le cinéma seraient les deux grandes inventions du XXe siècle, inventions qui auraient fondé une part importante de la culture et de l'imaginaire de notre civilisation occidentale. La psychanalyse et le cinéma dessineraient même une ligne de démarcation de civilisation avec d'autres sociétés : autour de la question de l'image et de la légitimité de la représentation, et de celle de la sexualité des femmes en particulier.

La psychanalyse a considérablement imprégné le cinéma, elle a puisé largement son inspiration dans les créations des artistes, non seulement au XXe siècle, mais depuis les formes les plus anciennes de l'art et plus particulièrement celles de la Grèce antique et de la Renaissance italienne.

Et à l'inverse, c'est le cinéma qui parmi les arts a le plus été sous l'influence des apports de la psychanalyse jusqu'à en faire le moteur de nombre de scénarios, avec la peur comme ressort de suspense effrayant, car « les gens aiment avoir peur » dit Hitchcock.

« Comment Hitchcock m'a guéri. Que cherchons-nous dans les images ? » C'est le titre de l'ouvrage du psychanalyste-psychiatre Serge Tisseron qui, passant de la genèse de l'œuvre à ses effets sur le spectateur, souligne que celui-ci est le cocréateur de l'image qui va contribuer à la formation de son monde intérieur[74]. À travers ce cinéma-là, notre perception des êtres a changé avec cette mise en fiction de la théorie freudienne.

Mais il faut prendre aussi la mesure de ce que Marcel Duchamp évoquait de la rencontre singulière d'un individu avec une œuvre d'art : « c'est le regardeur qui fait le tableau ».

Les films d'horreur ont permis de visualiser nos démons, nos cauchemars, nos peurs les plus intimes dans cette co-production du regardeur et du créateur.

Et c'est le cinéma de Bergmann qui sera le plus emblématique en Europe, de nos névroses amoureuses, des « Scènes de la vie conjugale » aux films de Elia Kazan inspirés par le théâtre de Tennessy William dans l'Amérique des années 1950 à Broadway, avec le film emblématique « Un tramway nommé désir » dans lequel chaque personnage est un cas pathologique sorti tout droit de la science psychanalytique, jusqu'aux troubles des désirs sexuels les plus secrets de « Eyes Wide Shut » de Stanley Kubrick.

On peut dire que sans les sciences psychanalytiques, l'histoire du cinéma eût été différente.

Et pourquoi y a-t-il de l'art plutôt que rien ?

Si la réponse est évidente pour la médecine (le souci des vivants), elle est plus mystérieuse en ce qui concerne l'art, son existence et sa nécessité. Ce sont Freud et les psychanalystes de toute tendance qui nous ont fourni quelques clés en réponse à ce « pourquoi ».

Le mythe antique d'Œdipe a pour source la plus connue la tragédie de Sophocle « Œdipe roi », écrite vers 420 avant J.- C. « Œdipe roi » précède donc de 2500 ans le célèbre « complexe d'Œdipe » inventé par Freud qui en fera le socle de « L'interprétation des rêves » paru en 1900.

Œdipe s'enfuit pour échapper à la malédiction de l'oracle qui lui prédit un tragique destin, mais les « hasards » de son errance vont le conduire à l'accomplir : il assassine son père et épouse

---

[74] Serge Tisseron. Comment Hitchcock m'a guéri. Éd. Albin Michel, Paris, 2003.

sa mère en toute ignorance de leurs identités. Parricide et inceste. Nul ne peut échapper à la fatalité ordonnée par les Dieux grecs… et Œdipe se crèvera les yeux.

Freud prend à son compte cette tragédie pour construire l'hypothèse du complexe : notre « fatalité » ne serait plus celle des Grecs, mais ce qu'il y a en nous de forces qui nous dépassent et que nous devons apprendre à appréhender : celles de notre inconscient et de ses pulsions. Freud supprimerait-il les Dieux pour ne garder que le divin supposé en chacun de nous ?

En 1972 souffle un vent de contestation venu de mai 68 et dans « l'Anti Œdipe », Deleuze et Guattari s'en prendront au « dogmatisme » des freudiens qui réduiraient la psychanalyse à une affaire de famille avec au centre la figure du père faisant loi.

Freud va aussi reprendre le mythe de la Méduse, cette tête de femme aux cheveux de serpents, qui avait le pouvoir de vous pétrifier de son seul regard et qu'il s'agit de décapiter. Il décrit l'effet de sidération et de terreur qui saisit l'enfant qui a vu quelque chose qu'il n'était pas censé voir : les organes génitaux de la femme. L'effroi devant le sexe de la femme et la peur du « vagin denté » trouveront leurs expressions chez Freud dans le complexe de castration.

Dans « L'origine du monde » de Courbet (1819-187), tableau acheté par Jacques Lacan et sa compagne Sylvia Bataille, femme de Georges Bataille, la représentation du sexe de la femme (une femme sans tête !) est loin de la terreur et de la menace de pétrification de la Gorgone. L'époque a changé et « L'origine du monde » devient le mystère du sexe féminin que la psychanalyse n'aura de cesse d'interroger.

L'art précède la psychanalyse et lui ouvre un champ d'inspiration

« Le seul avantage qu'un psychanalyste ait le droit de prendre de sa position, lui fut-elle reconnue comme telle, c'est de se rappeler avec Freud qu'en sa matière, l'artiste toujours le précède qu'il n'a pas à faire le psychologue là ou l'artiste lui fraye la voie[75] ».

[75] Jacques Lacan, « Hommage à Marguerite Duras », 1985.

Ainsi Freud s'est appuyé sur les œuvres des artistes, écrivains, peintres, sculpteurs, pour tenter de pénétrer le savoir invisible de l'inconscient.

« Les artistes nous devancent beaucoup... parce qu'ils puisent à des sources que nous n'avons pas encore explorées par la science », dit Freud.
Sophocle, Léonard de Vinci, Michel-Ange, Shakespeare, Breughel, Goethe, Dante... seront ses sources d'inspiration. Le complexe d'Œdipe aurait pu tout aussi bien s'appeler le complexe de Hamlet.

Ce fut son ami, le grand écrivain Stephan Zweig, qui prononça son éloge funèbre. L'artiste et le savant se reconnaissaient mutuellement dans leur saisie du psychisme humain, et l'influence du psychanalyste sur l'écrivain a été aussi déterminante que celle de l'écrivain sur le psychanalyste.

Le théâtre anatomique et l'art de la performance, la question du regard

Voir les organes du corps humain ne plus en passer par l'image ou par un savoir abstrait : le corps est sacré et inviolable, impossible à appréhender par la médecine pendant des siècles... La reproduction des organes en sculpture de cire fut une étape intermédiaire d'objets scientifiques palpables, considérés aujourd'hui comme de petits chefs d'œuvres artistiques, en attendant l'ère de la transparence avec l'échographie et ses images de mouvements du fœtus humain et des battements de son cœur.

Quatre siècles se sont écoulés d'œuvres artistiques et d'expériences médicales croisées pour tenter de raconter l'aventure du regard sur le corps humain.

Voir et toucher ce qui est dans le corps, dont le secret fut préservé, faire l'expérience des sens pour une nouvelle anatomie fondée sur l'expérience du toucher et du regard dans les corps et plus seulement dans les livres fut revendiqué tout au long des XVIe, XVIIe et XVIIe siècles par des chirurgiens en Italie, en France, en Angleterre, en Espagne... À cette fin furent créés des théâtres d'anatomie qui permettaient de montrer le chirurgien à l'œuvre sur des cadavres réels, et de voir ce qu'on n'avait jamais vu, les organes du corps humain, comme si un tabou venait d'être levé.

Le chirurgien opérait sa dissection, montrant les organes prélevés au public, dans un acte théâtral unique, celui d'une action vraie dans un temps vrai, et non pas dans le jeu théâtral d'une dramaturgie, la définition même de ce que l'on désigne aujourd'hui comme performance artistique. À cette fin, on construisit de nombreux théâtres à usage unique pour répondre au désir de publics variés et à un énorme besoin de connaissance qui trouvera son apogée au Siècle des lumières avec Diderot, Rousseau, l'Encyclopédie et le théâtre de Marivaux.

Ces théâtres se développèrent un peu partout en Europe, des théâtres en forme d'amphithéâtre avec une ou deux galeries susceptibles d'accueillir jusqu'à 200 personnes. Louis XIV fit construire un tel théâtre dans ses jardins et on alla jusqu'à faire payer les places aux spectateurs, une mesure étonnante dans l'histoire du spectacle vivant[76].

Le chirurgien se fait acteur d'un théâtre du réel, et ses démonstrations gestuelles et ses commentaires sont semblables à ce que l'on désigne aujourd'hui du nom de « performance artistique ».

Qu'est-ce que « per-former ? » Littéralement passer à travers les formes. « La performance serait la matrice de tous les arts ? » Une expérience unique comme le Happening ne se produit qu'une fois, considéré comme une représentation irreproductible. Les modalités de cette intervention procèdent d'une même expérience chez l'artiste que chez le chirurgien. Le gréviste de la faim serait le performer « absolu », celui qui met en jeu l'horloge biologique de son corps avec celle du temps qui lui reste à vivre jusqu'au triomphe de la cause qu'il défend. Et avec la mort au bout du chemin en cas d'échec.

Marina Abramovic, connue comme la « prêtresse » de la performance, s'asseyait sur un tas d'os sanguinolents de boucherie qu'elle brossait consciencieusement, une journée entière, pendant laquelle le public défilait librement, à seule fin

[76] Cf. la revue Communications, consacrée à la performance, dirigée par Christian Biet et Sylvie Roques. numéro 92, Éd. Seuil, Paris, 2013.

de dénoncer les charniers de Srebrenica pendant les massacres en Bosnie. Au Musée d'Art moderne de New York, elle était assise sur une chaise devant une autre chaise vide sur laquelle venaient s'asseoir quelques minutes des « spectateurs », un par un, qu'elle regardait dans les yeux, sans ciller, et advenait de façon imprévisible des moments d'émotion intenses, des larmes, des rires ou l'indifférence. Chaque jour pendant deux mois, immobile sur sa chaise, se jouait un étrange face à face sans enjeu présupposé, sans un mot, les yeux dans les yeux avec un unique vis-à-vis, avec des centaines de personnes qui repartaient pour la plupart bouleversées.

Autre exemple, ces hôtesses de l'air qui, dans une cage de verre sonorisée, entourée du public, tenaient une réunion syndicale concernant leurs horaires de travail avec force improvisation… et humour.

Steven Cohen, performer sud-africain, déambula en marchant sur d'authentiques têtes de mort dans Wall Street, à la sortie du personnel des banques, pour dénoncer les ravages des traders sur le continent africain.

On dit que de jeunes officiers russes du Tsar, pour se défier, jouaient à ce qu'on appela « la roulette russe », en présence de leurs camarades. Ils auraient réalisé ainsi la première performance historique où la vie même était en jeu.

Ainsi le geste médical du chirurgien et celui du comédien se rejoindraient par leur action même, aujourd'hui semblables dans l'intervention chirurgicale et l'intervention théâtrale, toutes deux performatives. Et peut-être aussi dans une éthique et une esthétique commune : ouvrir les yeux pour donner accès à ce qui jamais n'a été vu. Ce que Lacan assigne à l'art : « ce dont l'artiste nous livre l'accès, c'est la place de ce qui ne saurait se voir[77] ». Le chirurgien du théâtre anatomique et l'artiste témoignent tous deux d'un impensable : rendre visible ce que l'on ne pouvait voir.

« L'art ne reproduit pas le visible, il rend visible » Paul Klee.

---

[77] Jacques Lacan. « Hommage à Merleau-Ponty » In *:* Les Temps modernes, 1961, 184, p. 245-254.

L'art change parce que le monde a changé

Le monde a changé, et l'art comme la psychanalyse ne sont pas que l'écho de ces mutations, ils y participent.

Le regard sur l'art, sa perception et sa place dans la société s'en est trouvé modifié. Pour Freud, le potier serait celui qui donne forme à l'informe. Selon Lacan, le potier serait celui qui crée un collier autour du vide. Pour Freud, l'art né du manque, pour Lacan l'art crée du manque.

L'art contemporain nous montre le manque, le rien, le contraire de la consolation. Les « ready-made » de Marcel Duchamp, le Carré noir sur fond blanc de Malévitch questionnent nos représentations du monde.

De Freud à Lacan, l'art a évolué historiquement de la figuration à l'abstraction, de la présence du sujet à son absence. Les références à l'art ne sont plus les mêmes. Et la culture virtuelle réduit peu à peu le champ de la présence réelle. « Bienvenue dans le désert du réel », mots adressés à Néo lorsqu'il entre dans la Matrix, dans le film du même nom.

La culture virtuelle gagne tous les domaines, et les arts vivants pour résister cherchent par contre coup à intensifier la présence physique des corps dans des représentations de plus en performatives ou en introduisant des univers mentaux fantasmatiques sur scène comme le fit Bob Wilson en 1969 avec « Le regard du Sourd », que Aragon salua comme le premier théâtre surréaliste.

On ne peut plus penser que l'art est un instrument qui sert uniquement à transmettre des messages et du sens depuis le passage par l'abstraction avec par exemple Merci Cunningham pour la danse et John Cage pour la musique. « Dance just dance. Sound just sound », disent-ils de leurs œuvres communes.

« L'art est la catastrophe du sens[78] ».

---

[78] Friedrich Hölderlin. Hypérion. Éd. Gallimard, Paris, 1973.

L'art thérapie

« Les hommes m'ont appelé fou, mais la science n'a pas encore décidé si la folie est ou n'est pas la plus haute intelligence » Edgar Allan Poe.

« Être artiste c'est aussi une manière de guérir » Boltanski.

On a pu penser que l'art pourrait être un outil d'analyse comme un miroir des symptômes des troubles mentaux, et en même temps que la création artistique pourrait être une psychothérapie. Des psychiatres ont imaginé que les œuvres créées par « les fous » étaient un moyen de comprendre les maladies mentales pour mieux les soigner, parfois, avec des diagnostics poussés jusqu'à l'absurde qui voudraient que dans les dessins d'un fou par exemple, « l'absence de perspective serait un signe de schizophrénie ».

On a assimilé les dessins des malades mentaux aux courants de « l'art brut » à Dubuffet et aux surréalistes ou à des visionnaires comme André Breton l'a proclamé dans L'art des Fous (1956). Les musées se sont multipliés avec des appellations différentes. Mais déjà Hans Prinzhorn (1886-1933), psychiatre allemand et historien d'art avec son concept de Gestaltung, avait relativisé l'idée du fou comme génie, pour souligner qu'il s'agissait d'une pulsion organique et d'un moyen d'expression partagés par tous.

Rejetant le concept de l'enfermement des fous, le mouvement de l'antipsychiatrie développa la thèse selon laquelle la folie, notamment la schizophrénie, serait en soi révolutionnaire, idéalisant la figure du fou comme être libre, génie créateur d'un art spontané. Aujourd'hui nous nous devons de déconstruire ces présupposés sur l'art des fous. Le besoin de créer est au cœur de la vie psychique, et tout créateur a pour processus de donner forme à l'énigme qui le hante[79]. La pulsion de création n'est pas spécifique aux « fous » ou aux artistes. Toutefois, Judith Masina, qui dirigea le Living Theater avec Julian Beck, aimait travailler avec des personnes mentalement considérées comme perturbées et disait : « j'aime bien travailler avec les fêlés parce qu'ils laissent passer la lumière ».

---

[79] René Roussillon. L'art psychanalyste. Éd. PUF, Paris, 2021.

À la Salpêtrière, il y avait le Bal des Folles. C'est là que se révéla Jane Avril, internée à l'âge de 14 ans en 1880, qui devint une célébrité du Moulin Rouge, des Folies Bergères et fut portraitisée par Toulouse Lautrec. Au Bal des, les femmes pensionnaires de l'hôpital se déguisaient pour danser devant le personnel et des invités.

Tout n'est pas dit, et cette lumière reste une énigme que partagent les créateurs, le « Duende », cher à Federico García Lorca.

Jouissance de la prothèse et de la greffe

Autour de la chirurgie s'est créé un univers fantasmatique de fiction, de romans et de films d'épouvante ou de films érotiques, depuis le mythe de « Frankenstein » ou du Docteur Jekyll et de Mister Hyde, dans lesquels des médecins mégalomanes tentent de fabriquer ou de reconstituer une créature humaine.

Les univers médicaux cliniques, les hôpitaux, les services d'urgence, les centres de repos, de rééducation, les femmes et les hommes en blouses blanches ont beaucoup fait fantasmer les créateurs de séries et de films, trop souvent en usant de clichés éculés.

L'étonnement viendrait plutôt du côté du genre dit « fantastique » avec de nombreux films dont l'emblématique Crash de Cronenberg. Les personnages en quête d'émotions violentes vont assister à la suite d'accidents de voiture au spectacle de la désincarcération des passagers, aux chairs pénétrées par le métal. Ce spectacle de la pénétration des corps devient source de jouissance sexuelle, tout comme les prothèses orthopédiques, instruments d'un érotisme morbide. Le film fut rejeté par une partie importante de la critique qui ne vit pas la charge de Cronenberg contre une société où le regard se fait voyeur d'un corps recomposé que l'on voudrait être un corps « augmenté ».

La plasticienne Orlan pratique ce qu'on appelle le Body Art en utilisant la chirurgie esthétique sur son propre corps à des fins artistiques. Elle modifie la forme de son visage par des injections (de Botox probablement) sur son front et ses

pommettes qu'elle colorie ensuite de teintes vives, suggérant par ces modifications morphologiques une mutation vers une créature exotique issue d'une ethnie inconnue qui se scarifierait le visage. Une culture du marquage du visage et du corps s'est popularisée avec les tatouages et les piercings.
L'inquiétante science de la greffe va susciter notamment le roman fantastique de Maurice Renard, « Les Mains d'Orlac » (1920) devenu emblématique de la peur d'une médecine expérimentale qui échappe à ses créateurs. Un grand pianiste, Orlac, à la suite d'un accident, est amputé des deux mains, thème très freudien. Un chirurgien lui propose de lui greffer deux autres mains qui vont s'avérer être les mains d'un assassin guillotiné la veille et qui seront la source de crimes étranges. Les Mains d'Orlac seront à l'origine de cinq films d'épouvante sous ce même titre.

Avec « Les yeux sans visage » de Franju, c'est toute une importante filmographie internationale que la science médicale a engendrée, bien malgré elle, avec pour thème la fabrication de créature recomposée.

Jean Luc Nancy, philosophe disparu cette année, a vécu de nombreuses années avec une greffe du cœur et raconte le trouble de cette présence d'un autre dans son corps dans un essai intitulé « L'intrus[80] ». Comment l'acte chirurgical du remplacement par la greffe a suscité une interrogation métaphysique et psychanalytique chez le philosophe.

La science médicale a ainsi engendré un courant de créations artistiques dans toutes les formes d'art, elle a été une source d'inspiration inépuisable. Elle a alimenté le fantasme de l'homme auto-construit, susceptible de choisir et de décider lui-même de sa morphologie, de son mental, et de sa sexualité qui sera à l'origine d'une intense activité planétaire économique et commerciale de produits et pratiques utopiques « anti-âge », et remodelages des corps.

Frida Kahlo, la peintre mexicaine à la colonne vertébrale brisée par un tramway, et les magnifiques autoportraits de son corps traversé de prothèses qui la soutiennent sont une métaphore rayonnante du mariage de l'art et de la médecine.

[80] Nancy Jean-Luc. L'intrus. Éd. Galilée, Paris, 2000.

Il n'y aura pas de point final. Il n'y a que des points d'interrogation dans l'art comme dans la psychanalyse. Poser les bonnes questions, nous l'essayons, les réponses appartiennent à chacun. À personne d'autre.

« Je ne croirai qu'à un dieu qui danse » Nietzche.

Jacques Blanc, docteur ès lettres, a été assistant artistique de Roger Planchon, Patrice Chéreau, Bob Wilson… et de nombreux chorégraphes en France ; puis Directeur adjoint du Théâtre national de Strasbourg, en 1975, avec Jean Pierre Vincent ; Directeur de la Scène nationale de Grenoble avec George Lavaudant en 1982 et Président du Syndicat des directeurs d'entreprises artistiques et culturelles.
De 1990 à 2011, il a créé et dirigé la Scène nationale de Brest. Il fut aussi collaborateur éditorialiste à Libération et Conseiller artistique de festival en France et en Afrique.

L'orée du XVIe siècle... âge d'or de l'anatomie
À la croisée des sciences et de l'art

Dominique Le Nen

La médecine est-elle un art ou une science, ou bien les deux à la fois ? Pour évoquer cette question, j'ai choisi un aspect commun à la médecine et à la chirurgie, l'anatomie, les pièces de ce véritable « puzzle humain » qu'Hommes de science et Hommes de l'art se sont disputés à une période cruciale de « découverte » du corps à la Renaissance.

L'objet de cet article est de clarifier — du moins tenter de clarifier — les rapports qui se tissent à la Renaissance entre les anatomistes et les artistes dans leur « appropriation » du corps humain, ce corps au centre du savoir, devenu véritable « objet » d'étude.

Les anatomistes observent et fouillent dans les entrailles, explorent les régions les plus profondes afin de vérifier l'exactitude de ce que contiennent les manuels hérités de l'Antiquité, d'étudier organes et tissus et tenter d'en déterminer la fonctionnalité en privilégiant l'observation sur les lectures, comme le suggère nombre d'entre eux, dont Gabriele Zerbi (1445 – 1505), anatomiste italien de la fin du XVe siècle, lorsqu'il écrit dans *l'Anathomiae corporis humani liber,* en 1502 : « celui qui veut connaître l'œuvre de la nature ne doit pas faire confiance aux textes d'anatomie, mais doit observer la nature telle qu'elle se présente à ses yeux »[81]. Dans une lettre au « Sérénissime Prince Philippe, Fils et héritier du Divin Charles Quint », auquel il adresse son *Epitome*, André Vésale (1514 – 1564) enchérit : « ... il est honteux et lamentable... que l'harmonie de ce corps que nous portons toujours avec nous puisse demeurer cachée, et que l'homme reste un parfait inconnu pour lui-même, sans pouvoir examiner l'agencement des organes si divinement assemblés par le grand artisan de toutes choses : pourtant c'est grâce à leur office que sont

[81] Dachez R. Histoire de la médecine. Tallandier éditions, Paris, 2004, p. 351.

réalisées les choses… que nous considérons comme les plus importantes »[82].

Les artistes recherchent dans la myologie du cadavre quels muscles moulent le revêtement cutané ; probablement s'efforcent-ils aussi, dépassant leur dégout pour la dissection, à « intellectualiser » un « art majeur » certes, mais un « art mécanique », alors peu valorisé[83]. Au milieu du XVe siècle, Leon Battista Alberti (1404 – 1472), théoricien de la peinture, confère à l'anatomie un rôle essentiel pour l'exercice de leur art, lorsqu'il écrit, dans son *De Pictura*, dès 1435[84] : « … de même qu'il faut, avant que de mettre un vêtement sur un corps, l'esquisser nu, pour ensuite le couvrir et draper d'étoffes, de même si tu peins une figure nue, tu dois au préalable mettre en place et les os et les muscles que tu cacheras ensuite sous les chairs et la peau… de manière à laisser comprendre où se trouve les muscles ». D'où les nombreux dessins anatomiques préparatoires que l'on doit aux peintres de la Haute Renaissance, parmi lesquels Luca Signorelli (1441 – 1523), Léonard de Vinci (1452 – 1519), Michel-Ange (1475 – 1564), Raphaël (1483 – 1520), Baccio Bandinelli (1488 – 1560)… ou plus tard d'autres artistes comme Alessandro Allori (1535 – 1607).

Je me propose dans cet article de retourner au XVIe siècle, et plus précisément dans l'ère « pré-vésalienne » de l'Italie, de la fin du XVe et du début du XVIe siècle, période de l'histoire qui s'inscrit dans un courant unique dans lequel une vision nouvelle de l'anatomie, celle de l'être humain, se substitue lentement à la tradition galénique de l'extrapolation animale, avec comme objectif principal de considérer l'anatomie « scientifique » à

---

82 André Vésale. Résumé de ses livres sur la Fabrique du corps humain. Texte et traduction du Latin par Jacqueline Vons. Science et Humanisme. Éd. Les Belles lettres, Paris, 2008, p. 7,8.

83 L'intérêt de l'artiste pour le corps vient probablement aussi de son appartenance à Florence à l'Académie des apothicaires et des médecins. Car les artistes collaborent et travaillent avec les médecins, les uns et les autres ayant pour leur pratique besoin d'un soutien réciproque.

84 Alberti LB. *De pictura*. Éd. Allia, Paris, 2007, p. 51. Le *De pictura* (1435 en version latine, 1436 en version italienne), est considéré comme le premier traité théorique de la Renaissance sur l'art.

côté et aussi à partir de ses rapports avec l'anatomie « artistique ».

Les premières illustrations anatomiques

Il serait présomptueux de refaire l'histoire de l'anatomie « scientifique ». Ce condensé ne fera qu'exposer les tendances, les grands mouvements qui conduisent de l'absence de dessins aux balbutiements d'une figuration qui frôle avec André Vésale le réalisme anatomique.

Si les actes de chirurgie précèdent la connaissance de l'anatomie, de même les dissections comme les textes qui s'y réfèrent précèdent les représentations graphiques du corps humain. L'iconographie apparaît essentiellement à la fin du XVe siècle grâce à l'invention de l'imprimerie et à la diffusion de la gravure. Pour la toute première fois dans l'histoire de l'humanité, la multiplication facile des textes et des images contribue à une diffusion des arts et des sciences sans commune mesure avec ce qu'elle était jusque-là[85]. Et l'anatomie en bénéficie.

Avant l'ère de l'imprimerie, ni les incunables ni les manuscrits ne contiennent de figures en dehors de lettrines, de miniatures, de scènes de dissections qui servent de frontispice à certaines éditions du XVe siècle[86]. Le texte latin semble se suffire à lui-même.

Henri de Mondeville (1260 – 1316), chirurgien de deux rois, Philippe Le Bel et Louis le Hutin, compose à partir de 1306 *Introduction à la doctrine de l'anatomie.* Une figure célèbre révèle un chirurgien « tenant à la main un rasoir avec lequel il fait, dans les divers membres d'un homme qui se tient nu [et debout] devant lui, diverses incisions, selon la diversité de ces membres »[87]. Son manuscrit, inachevé, redécouvert qu'en 1746,

[85] Blasselle B. Histoire du livre. Vol I. Éd. Découvertes Gallimard Histoire, Paris, 1997.

[86] Wickerscheimer E. Anatomies de Mondino dei Luzzi et de Guido de Vigevano. Slatkine Reprints Genève 1977, p. 70.

[87] Nicaise E. Chirurgie de Maître Henri de Mondeville. Éd. Félix Alcan, Paris, 1893, p. 13. L'autre édition la plus connue est de A. Bos. Chirurgie de Maître Henri de Mondeville. Éd. Didot, Paris, 1898. L'ouvrage de Mondeville compte quatre tomes sur les cinq prévus, le premier est consacré à l'anatomie.

exerce une forte influence sur ses élèves et ses successeurs immédiats (fig. 1)[88].

Guido de Vigevano (1280 – 1349), médecin d'Henri VII puis de Jeanne de Bourgogne, reine de France, élève de l'anatomiste Mondino dei Luzzi (1270 – 1326), est le pionnier de l'utilisation d'images pour illustrer ses descriptions anatomiques, en développant une relation étroite entre les études anatomiques et les dessins artistiques[89]. Dans son manuscrit, *Anathomia*, publié en 1345[90], il présente plusieurs planches révélant pour la première fois des structures neurologiques, la trépanation à l'aide d'un scalpel et d'un marteau pour exposer le cerveau et les méninges[91]… Le cadavre est représenté debout[92] ; on peut supposer que le sujet est suspendu pour la dissection, ou bien que le dessinateur, pour mettre en évidence plus facilement les organes représentés, dispose le cadavre verticalement, à une époque où la technique du dessin est assez « primaire ».

La médecine orientale n'est guère plus avancée au Moyen-Age, pour ce qui touche à l'anatomie et l'iconographie. Certains dessins d'Ibn Ilyas (1380 – 1422), médecin persan, datés du XIVe siècle, sont riches de détails, mais leur forme reste plane et rudimentaire. Pourtant, la séquence des planches se rapproche sur le plan de la conception de l'anatomie de système — squelette, système nerveux… — des anatomistes du XVIe siècle[93].

Dans la dernière décennie du XVe siècle, deux ouvrages imprimés font véritablement référence.

L'œuvre de Mondino dei Luzzi tout d'abord, chirurgien dans la célèbre université de Bologne. *Anathomia corporis humani*, écrit en 1316, est considéré comme le premier manuel de

---

88 Dachez R. *Ibid*, p. 303.

89 Di Ieva A, Tschabitscher M, Prada F, Gaetani P, Aimar E, Pisano P, Levi D, Nicassio N, Serra S, Tancioni F, et al. 2007. The neuroanatomical plates of Guido da Vigevano. Neurosurg Focus 2007, 23 : 1-4

90 Manuscrit du Musée de Condé, Chantilly, n° 569, fol. 257 – 273 v°.

91 Ghosh SK. Evolution of illustrations in anatomy : a study from the classical period in Europe to modern times. Anat Sci Educ 2015, 8 : 176.

92 Sudhoff, cité par Wickerscheimer E. *Ibid*, p. 79.

93 Mazliak P. Avicenne et Averroès. Médecine et biologie dans la civilisation de l'Islam. Éd. Vuibert, Paris, 2004, p. 56.

dissection dont le support est le corps humain et le premier vrai texte anatomique. S'il ne trouve dans l'examen du cadavre que la confirmation des travaux de Galien[94], sa constante préoccupation est de se libérer de la théorie par l'observation directe. Ses multiples éditions, entre 1478 et 1541, fournissent une vision assez juste de l'évolution de l'iconographie anatomique en général, entre ces deux périodes (fig. 2). Celle de 1478, imprimée à Pavie par Antonio de Carcano[95], ne comporte qu'un texte rédigé en latin. D'autres éditions du début du XVIe siècle contiennent une scène de dissection, dont la plus célèbre représente un barbier muni de son couteau qui fend un cadavre au niveau de son abdomen — ce dernier étant allongé et vu de trois quarts sur une planche en bois —, sous l'œil d'un homme qui désigne les organes dévoilés ; tous deux se situent en contrebas de la chaire occupée par le Maître, qui lit l'anatomie de Galien[96]. L'édition de 1541, la plus riche, éclipsera ses devanciers[97], comme elle-même sera devancée par l'œuvre d'André Vésale, le *De humani corporis fabrica.*

Dans les mêmes années, un autre traité illustré de figures gravées sur bois, le *Fasciculus Medicinae* de Jean de Ketham (1415 – 1470), est édité en Italie en 1493. Sont représentés, outre la scène de dissection évoquée précédemment, des images en pleine page représentant l'homme zodiacal[98], les points de saignée, les différentes plaies par arme blanche et les moyens de les guérir… Il sera édité un certain nombre de fois intégrant le traité de Mondino[99]. Mais rien ne ressemble véritablement à un

---

[94] Wickerscheimer E *.Ibid,* p. 66.

[95] Fac-similé de l'exemplaire du British Museum cote IB. 31321, in : Wickerscheimer E ;

[96] Édition genevoise de 1519 ; édition de De Benedictis en 1522 ; édition de Lotrian et Janot en 1532.

[97] Entre autres : le livre quatrième de « Chirurgie » de Guillaume Salicet, achevé en 1275 ; Anatomia porci, de l'école de Salerne vers 1200 ; Le petit traité de Mondevillle en 1304.

[98] L'Homme zodiacal illustre les liens existant à l'époque entre cosmologie et médecine tels qu'elles étaient exposées dans les nombreux traités des Anciens, aussi bien dans le Corpus hippocratique que galénique. Il faut attendre la révolution expérimentale du XIXe siècle pour que cessent les références astrologiques en médecine.

[99] Les commentateurs de Mondino reprendront cet ouvrage de référence : Jean de Ketham, Alessandro Achillini, Berengario Da Carpi…

dessin anatomique. Léonard de Vinci lui-même, qui possède un exemplaire de l'ouvrage paru en 1493 à Venise est « déçu par le niveau et la qualité, tout à fait insuffisants, des illustrations techniques »[100]. Le *Fasciculus Medicinae* aura la même destinée que l'*Anatomia Mundini.*

D'autres ouvrages de la même période ou du début du XVIe siècle, par exemple ceux de de Johannes Peyligk (1474 – 1512) en 1499[101], de Jacques Despars (1380 – 1458) en 1500[102] ; de Magnus Hundt (1449 – 1519) en 1501[103] ou encore de Georg Reisch (1467 – 1525) en 1503[104], comportent des illustrations d'une facture grossière, naïve, peu réaliste (fig. 3)[105].

Ainsi, ces dessins de l'ère pré-vésalienne de la fin du XVe siècle encore peu nombreux, basiques, représentent des hommes sans relief, qui n'aspirent pas à réaliser une image fidèle du concret, de la réalité, du fait qu'ils n'intègrent ni des connaissances très développées du corps humain ni la technique de la perspective. Même la gravure[106] ne prendra une place prépondérante que dans la reproduction des planches anatomiques figurant en place centrale dans les grands traités, dont le *De Humani Corporis Fabrica* d'André Vésale.

Le XVIe siècle… une évolution spectaculaire de l'iconographie anatomique

Avant le début du XVIe siècle, celui qui incontestablement est précurseur de l'anatomie, Léonard de Vinci, n'est pas

---

100 Vecce C. Léonard de Vinci. Éd. Flammarion, Paris, 2019, p. 249.

101 Le Fanu W. A primitive anatomy : Johann Peyligk *« Compendosa Declaratio »*. Ann R Coll Surg Engl. 1962, 31 : 115 – 119.

102 Jacques Despars. *Summula Jacobi de Partibus per alphabetum super plurimis remediis ex ipsius Mesue libris excerptis*. Éd. Nicolas Wolf, Lyon, 1500.

103 Magnus Hundt. *Antropologium de hominis dignitate, natura et proprietatibus*. W. Stöcklin, Leipzig, 1501.

104 Georg Reisch. *Margarita philosophica. Chalchographatum primiciali hac pressura Friburgi p[er]* Joannē Schottū Argeñ. Freiburg im Breisgau, 1503.

105 Ketham Jean de. *Fasciculus medicinae*. Éd. Joannes et Gregorius de Grgoriis, Venise, 1493.

106 La gravure sur bois ou xylographie est née en Allemagne du sud vers 1400 ; ce n'est que vers le milieu du XVe siècle qu'elle apparaît en Italie.

anatomiste de formation, mais il l'est dans l'âme, son mode de pensée. Il laisse une œuvre d'une exceptionnelle richesse et sensibilité. Scientifique et artiste à la fois, ingénieur et inventeur insatiable, aussi génial dans le maniement du scalpel que celui de la plume ou de la pointe de métal, il s'intéresse non seulement à l'anatomie dans sa globalité, mais autant à l'anatomie descriptive, topographique, fonctionnelle que sectionnelle. La technique de dissection qu'il livre dans ses manuscrits est remarquable. Sa vie durant, l'anatomie le passionne, en témoigne l'étalement dans le temps de ses travaux dans ce domaine. Son œuvre anatomique se situe sans conteste, dans cette période d'éclosion de l'anatomie iconographique, comme la plus réaliste, la plus « scientifique » jamais réalisée jusqu'alors[107]. Il a fait progresser l'anatomie iconographique comme aucun anatomiste pré-vésalien, alors qu'à la même période, certains, dont Giovanni Da Vigo (1450 – 1525), chirurgien du Pape Jules II, produisent des ouvrages de chirurgie ne contenant qu'un chapitre introductif d'anatomie, dépourvu de figures[108]. Bien que précurseur incontesté d'une « anatomie moderne », fruit de ses propres dissections, Léonard de Vinci n'aura sans doute pas le temps de remettre ses notes en ordre et *a fortiori* d'imprimer l'ouvrage d'anatomie qu'il comptait publier, *Il libro dell'anatomia.* Aussi ses travaux, de même que ceux de ses précurseurs et contemporains, ne

---

[107] De nombreux ouvrages concernent les travaux anatomiques de Léonard de Vinci. Citons : Laurenza D. Anatomies. Ed Gründ. Paris, 2010 ; Huard P. Léonard de Vinci, Dessins anatomiques. Éd. Dacosta Paris, 1968 ; Zöllner F. Léonard de Vinci. Tout l'œuvre peint et graphique. Éd. Taschen, Paris, 2003 ; O'Malley CD, Saunders JB. Leonardo da Vinci on the human body. Gramercy Books, New York, 1982 ; Léonard de Vinci. Les carnets T1. Trad. Maccurdy E. Éd. Gallimard, 2000 ; Philo R, Clayton M. Léonard de Vinci anatomiste. Actes Sud éditions, 2019 ; Le Nen D. Léonard de Vinci, l'aventure anatomique. Ed EPA Hachette. Paris, 2019.

[108] Giovanni da Vigo. *Practica in arte chirurgia copiosa.* Rome, édité par Giovanni Antracini et imprimé par Étienne Guillery en association avec Hercule Bononiensi, 1514. Vigo, Giovanni de (1460 ?-1525). Auteur du texte. De Vigo en francoys. S'ensuit la practique & cirurgie de… maistre Jehan de Vigo, nouvellement translatée de latin en francoys… et est divisée en deux parties : la première est nommée la copieuse contenant IX livres particuliers… [— S'ensuit la seconde partie de la cirurgie de… maistre Jehan de Vigo,… laquelle est nommée compendiosa, contenant en bref et summairement plusieurs enseignemens contenus en la partie copieuse…]. 1525.

modifient pas significativement l'approche de l'anatomie jusqu'à Vésale et Charles Estienne (1504 – 1564), qui eux par contre auront une influence réelle sur bien d'autres anatomistes pendant près de deux siècles.

C'est avec Berengario Da Carpi (1460 – 1530), professeur de médecine à Bologne, le premier anatomiste dessinateur connu que l'anatomie et l'iconographie prennent un réel essor à partir de la première moitié du XVIe siècle. Il marque fortement de son empreinte l'ère pré-vésalienne, avec la publication en 1521 de *Commentaria cum amplissimis super anatomia Mundini*, livre d'anatomie illustré qui fera date dans l'innovation iconographique et les *Isagogae breves*[109] en 1522. Tout en étant encore protagoniste de l'anatomie galénique, il se montre capable d'accomplir des découvertes, par l'expérience et l'observation personnelles. Ses dessins représentent des squelettes érigés sur fond de paysages, bien mis en valeur par l'usage de la perspective, maladroitement représentés néanmoins ; les veines superficielles figurées sur des membres supérieurs s'inscrivent dans de simples schémas ; le « jeune athlète à la corde », représentant un écorché, s'approche au plan iconographique de la réalité, sans le talent de Vésale dont l'œuvre intervient à un moment où l'iconographie anatomique progresse, mais reste assez confidentielle.

La contribution d'André Vésale est immense et pour beaucoup, il est considéré comme le « père de l'anatomie ». Ses ouvrages frappent par leur style, la richesse de l'iconographie et son exceptionnelle précision, surtout les deux éditions de *De humani corporis fabrica* (1543 puis 1555) dont, à l'heure d'aujourd'hui, personne ne sait qui en est précisément le graveur[110].

D'autres médecins illustrent font progresser l'anatomie par l'iconographie, la découverte de structures à laquelle ils laissent parfois leur nom. Bartolomeo Eustachi (1510-1564), ayant le projet d'éditer un traité d'anatomie, fait graver sur cuivre une

[109] Sakka M. Histoire de l'anatomie humaine. Que sais-je, Éd. PUF, Paris, 1997, p. 46.

[110] Dubrana F. *De Humani Corporis Fabrica,* le mystère de l'identité du graveur. In : Léonard de Vinci, à la croisée des sciences et de l'art. Dominique Le Nen, Pascal Brioist. Éd. L'Harmattan, Paris, à paraître en 2022.

cinquantaine de planches en 1552[111]. Quarante-six planches ne sont retrouvées à Urbino qu'en 1714 [112] et publiées dans un ouvrage sous le titre *Tabulae anatomicae clarissimi viri Bartholomaei Eustachii* ; qui est réédité tout au long du XVIIIe siècle. Les dessins relèvent plus de schémas que d'une tentative de figuration du réel. Charles Estienne publie en 1545 une œuvre marquante en latin, richement illustrée, dont l'anatomie musculaire bien représentée peut paraître à notre époque relativement sommaire[113]. Un style différent illustre l'atlas de Giovanni Battista Canano (1515-1579) : *musculorum humani corporis picturata dissectio,* paru en 1543, ou d'autres ouvrages anatomiques du XVIe siècle : *Historia anatomica humani corporis* d'André du Laurens (1550 ?-1609), en 1600 ; *Theatrum Anatomicum* de Julius Casserius (1552-1616), toutes ces œuvres contemporaines ou postérieures à l'œuvre de Vésale s'éloignent encore davantage des rares illustrations naïves, plates et sans relief des incunables.

Les artistes et l'anatomie

L'attention que portent les artistes au corps symbolise véritablement la Renaissance. Profitant du regain d'intérêt des anatomistes pour la dissection, les artistes s'approprient la profondeur du corps humain, celle plus précisément de sa musculature, pour dominer sa surface, en apprécier les volumes, les creux et les bosses, les reliefs au repos et en action, tenter de voir à travers la peau, pour en comprendre parfois la mécanique intime, offrir au mouvement suggéré par les corps dessinés ou peints un support anatomique — c'est le cas pour Léonard de Vinci —, ou seulement pour mieux en représenter l'esthétique. En fait, le gout des artistes pour l'anatomie du corps humain est quasiment aussi ancien que celui des médecins du Moyen Âge, les corps de défunts de mort naturelle étant

---

111 Bartolomeo Eustachi décrit et donne son nom à la trompe de l'oreille moyenne, dite trompe d'Eustache.

112 Sakka M. *Ibid,* p. 79.

113 Charles Estienne. *De dissectione partium corporis humani libri tres.* Simon de Colines, Paris, 1545. Suivie de l'édition en Français : La dissection des parties du corps humain. Simon de Colines, Paris 1546.

remis aux peintres et aux sculpteurs, admis depuis 1303 dans la corporation des Médecins et Apothicaires de l'hôpital de Santa Maria Novella à Florence. Et ce n'est pas une coïncidence si un hôpital comme celui de Santa Maria Nuova à Florence est choisi comme le siège de la compagnie de Saint-Luc, fondée par un groupe d'artistes en 1339.[114] C'est donc là que sont pratiquées les dissections, avec l'aide d'un médecin qui se tient à la disposition des artistes[115].

Pour représenter le nu, le corps dans toute sa simplicité anatomique, image culte de l'époque, les références deviennent non seulement l'observation du modèle, des baigneurs dans les bains publics, des paysans le torse nu en été dans les champs, mais aussi le cadavre, les deux principales sources d'inspiration, qui dépassent le modèle de la statuaire antique. Ce corps nu, longtemps frappé d'interdit après l'Antiquité[116], est représenté sous de multiples aspects par l'intermédiaire de la peinture, dans des scènes religieuses comme dans *Adam et Ève chassés du Paradis* de Masaccio (1401 – 1428)[117] ou de Michel-

---

[114] Esther Diana. Anatomy between Public and Private in 14th – 16th Century Europe. In: Anatomy and Surgery, from the Antiquity to the Renaissance. Hélène Perdicoyanni-Paléologou. Adolf M. Hakkert Publishing, Amsterdam, 2016., p. 341.

[115] Lecchini-Giovannoni S. Artistes et cadavres. In : Rabbi-Bernard C. L'anatomie chez Michel-Ange. De la réalité à l'idéalité. Hermann, éditeur des sciences et des arts. Paris, 2003, p. 146.

[116] Dans l'Antiquité, la statuaire expose des nus et des reliefs anatomiques déjà très réalistes qui prouvent qu'en l'absence de savoir anatomique, la justesse de certaines des sculptures provient d'un don pour l'observation et la restitution au plus près de la réalité. À titre d'exemples : le Poséidon de l'Artémision, 460 av. J.- C. Conservé à Athènes, au Musée archéologique national ; l'Éphèbe nu de l'Acropole, attribué à Kritios, 480 av J. – C. Au musée de l'Acropole à Athènes ; un des plus réussis au plan anatomique est le Discobole, copie romaine de l'original de Miron, vers 480 – 460 av. J. – C. au Palazzo Massimo alle Terme, Museo Nazionale Romano, Rome ; le Galate mourant, copie romaine d'un original en bronze de 230 – 220 av. J. – C., Musées Capitolins, Rome ; l'impressionnant Hercule Farnèse, copie de Glykon l'Athénien à partir d'un original de Lysippe du Ve siècle av. J. – C., Musée archéologique national, Naples ; le Torse du Belvédère, Apollonios d'Athènes, 1er siècle av. J. – C., sur un modèle du IIe siècle av. J. – C.. Museo Pio-Clementino, Cité du Vatican…

[117] Masaccio. Adam et Eve chassés du Paradis. 1424-1425. Fresque, Église Santa Maria del Carmine, Florence.

Ange[118] ; l'*Adam et Ève* de Jan Van Eyck (1390 – 1441) ou celui d'Albrecht Dürer (1471 – 1528), dont le réalisme anatomique est impressionnant[119] ; le *Chris*t du Maître de Flémalle (1378 – 1444) dans le nord de l'Europe [120] ; ou des symboles de l'Antiquité et de la mythologie comme *Hercule et Antée* d'Antonio Pollaiuolo (1429 – 1498)[121], *Apollon et Daphnis*, du Pérugin (1446 – 1523)[122] ; la *Vénus* de Sandro Botticelli (1445 – 1510), empreinte de grâce et de sensibilité, probablement l'un des premiers nus féminins de la peinture[123]. La sculpture n'y échappe pas ; Lorenzo Ghiberti (1378 – 1455), peintre et sculpteur florentin, dévoile sur les bronzes de la « porte du paradis » exécutée pour le baptistère de Florence, les corps d'Adam et Ève dans une nudité toute en finesse. Deux des sculptures les plus représentatives et symboliques du culte du nu ne sont autres que le *roi David* en bronze de Donatello (1386 – 1466), conservé au Musée de Bargello à Florence, créé vers 1434, et le « monumental » *David* de Michel-Ange, sculpté en 1504, actuellement à la *Galleria dell'Academia* de Florence, et dont la réplique, érigée devant le *Palazzio Vecchio* émerveille les touristes du monde entier.

L'engouement pour la représentation ou la conception du nu explique qu'à côté d'un savoir anatomique de surface, les artistes se prennent d'intérêt pour les proportions du corps humain, idéal de rapports et de beauté qui passionne de nombreux peintres des XVe et XVIe siècles[124]. Léonard

---

118 Michel-Ange. Adam et Eve chassés du Paradis. 1509-1510. Fresque, chapelle Sixtine, Vatican, Rome.

119 Albrecht Dürer. Adam et Eve. 1504. Gravure. The National Gallery of Art, Washington.

120 Huard P. et Imbault-Huart MJ. A.Vésale, Iconographie anatomique (Fabrica, Epitome, Tabulae sex). Éd. Roger Dacosta, Paris, 1980, p. 31.

121 Antonio Pollaiuolo. Hercule et Antée, vers 1475. Tempera grasse sur bois. Galerie des Offices, Florence.

122 Le Pérugin. Apollon et Daphnis, vers 1483. Huile sur bois. Musée du Louvre, Paris.

123 Sandro Botticelli. La naissance de Vénus, vers 1484 – 1485. Tempera. Galerie des Offices, Florence.

124 En préambule de la présentation des proportions idéales du corps masculin, Cennino Cennini décrit, dans son Traité de la peinture (Traduit par Victor Mottez. Jules Renouard libraire, Paris, 1858) : « Celles de la femme, je n'en parlerai pas, car elle n'a aucune mesure parfaite. » (*Ibid,* p. 82), comme il écrit

de Vinci, lorsqu'il dessine *l'homme de Vitruve*[125] inscrit dans un cercle et un carré, illustre parfaitement cette quête vers un idéal de proportions, de même que dans son ouvrage *quatre livres des proportions du corps humain*, Albrecht Dürer étudie pour la première fois les proportions de la femme et les variations du corps (fig. 4)[126]. L'*Adam et Ève* illustre dans l'*Epitome* de Vésale la rencontre entre proportions et beauté, entre force et féminité (fig. 5)[127].

Au cours du XVIe siècle, les peintres entourent l'anatomie d'un tel prestige qu'ils vont jusqu'à l'imposer comme une activité fondamentale dans la formation de l'artiste. Dès son ouverture en 1563, l'académie de dessin à Florence l'inclut dans l'enseignement artistique[128].

Chaque artiste exprime néanmoins sa propre tendance, ne recherche pas dans l'anatomie les mêmes sources d'inspiration : Léonard de Vinci restitue l'ensemble des muscles, des veines et des artères, des nerfs, avec la plus grande exactitude ; Michel-Ange fixe son attention sur les insertions musculaires, le jeu d'articulations comme le genou ou l'épaule, la contorsion des corps, les reliefs musculaires. Ces deux artistes ont néanmoins un point commun parmi tant de différences, une constante préoccupation pour la restitution du mouvement. Le « mouvement est le principe de toute vie », écrit Léonard de Vinci[129]. Après la démonstration de toutes les parties, écrit-il

---

encore : « L'homme beau doit être brun, et la femme blanche » (*Ibid,* p. 83). Le prétexte de « l'infériorité » féminine est d'ordre religieux. Au début du XVIIe siècle, Rubens s'en explique dans la : Théorie de la figure humaine : « l'homme seul en la personne d'Adam a été créé à l'image de Dieu ; formée à partir de la côte d'Adam, Eve n'est qu'un reflet imparfait du projet divin, une sorte de sous-produit » (Laneyrie-Dagen Nadeije. L'invention du corps. Éd. Flammarion, Paris 2006, p. 130).

[125] Léonard de Vinci. L'homme de Vitruve. Dessin. vers 1490. Galleria dell'Accademia, Venise.

[126] Albrecht Dürer. Les quatre livres d'Albert Durer, peinctre & géométricien très excellent, de la proportion des parties & pourtraicts des corps humains. Traduicts par Loys Meigret Lionnois, de langue latine en françoise. Derechef revu & corrigé de nouveau. 1614. Source Gallica BNF.

[127] Huard P. et Imbault-Huart MJ. *Ibid*, p. 220,221.

[128] Porcheron MD. Le conte anatomique et les réalités artistiques. In : Rabbi-Bernard C. *Ibid,* p. 12.

[129] Maccurdy E. *Ibid*, p. 75.

aussi, « Tu représenteras le bon fonctionnement de ces membres, c'est-à-dire dans l'acte de se lever après s'être couché, remuant, courant et sautant en des attitudes variées, soulevant et portant de gros poids, lançant des objets au loin et nageant ; et ainsi pour chaque mouvement tu démontreras quels membres et quels muscles le déterminent, et notamment le jeu des bras »[130]. Selon Erwin Panofsky (1892 – 1968), historien de l'art et essayiste allemand, Léonard de Vinci est le premier à faire relier la théorie des proportions humaines avec celle du mouvement. Il détermine l'épaississement des articulations durant la flexion, la dilatation et la contraction des muscles lorsque le genou ou le coude fléchissent ou s'étendent[131]. Dans la fresque de la chapelle Sixtine, Michel-Ange dévoile des nus dans des positions diverses et variées, invitant le spectateur à observer le mouvement de la musculature dans la gestuelle et les activités des sibylles au corps d'homme en perpétuel mouvement.

Malgré ce désir de représenter le corps humain dans ce qu'il a de plus pur, de plus juste, la restitution finale du corps revêtu de peau n'est pas toujours le reflet de la réalité anatomique. Dessiner, peindre ou sculpter le corps au plus près de la vérité fait émerger les difficultés techniques de représentation des reliefs musculaires, qu'ils soient au repos ou en action. Léonard de Vinci ne se moque-t-il pas des interprétations maladroites de ses contemporains, en employant les termes de « botte de radis » pour décrire les muscles dessinés ou peints par ses contemporains : « Le peintre doit nécessairement, afin de bien savoir mettre les membres dans les attitudes et gestes que peuvent faire les nus, connaître l'anatomie des nerfs, des os, des muscles et des tendons, pour connaître, dans les différents mouvements et efforts, le nerf ou le muscle qui en est responsable. C'est eux seulement qu'il soulignera et grossira, et aucunement les autres, comme font beaucoup d'artistes qui, voulant passer pour de grands dessinateurs, font leurs nus ligneux et sans grâce, qui paraissent, à les voir, plus sacs de

130 Maccurdy E. *Ibid*, p. 106.

131 Panofsky E. L'histoire de la théorie des proportions humaines conçues comme un miroir de l'histoire des styles. L'œuvre d'art et ses significations. Essais sur les arts visuels. Éd. Gallimard, Paris, 1969, p. 92.

noix que surfaces humaines, plus bottes de radis que nus musclés »[132]. Il suffit d'examiner le *Combat d'hommes nus* d'Antonio Pollaiuolo, représentant dix athlètes nus[133] — et bien d'autres peintures de la Renaissance —, ou bien la *Bataille de Cascina* reprise par Aristotele da Sangallo (1481 – 1551)[134] à partir du carton de Michel-Ange, pour se convaincre que l'œil humain ne peut voir en ces nus en action une réalité anatomique. Et pour cause, l'anatomie du cadavre, inerte, statique par définition, ne pouvait et ne peut être transposée tout à fait à l'être vivant, modèle du peintre ou du sculpteur. Mais à une époque où l'homme devient la « mesure de toute chose », il fallait révéler l'invisible, quitte à exagérer, à extrapoler l'anatomie de surface du mort sur le vivant en générant des surreprésentations, des interprétations erronées.

L'intérêt porté à la profondeur et à la composition du corps humain, et en particulier des os et des muscles, se traduit chez certains artistes anatomistes par la représentation simultanée de plusieurs images, disposées côte à côte et sur une même échelle, résumant le processus de dissection, depuis le membre dans son intégralité jusqu'à la charpente osseuse, en passant par l'écorché[135]. Dans un autoportrait daté de 1568-1569, Bartolomeo Passarotti (1529-1592) se représente au-devant d'une scène où, en arrière-plan, sont dessinés de gauche à droite un squelette, un écorché et trois nus — un homme, une femme et un enfant[136] ; Alessandro Allori réalise vers 1560 une étude anatomique de la main, où se succèdent de gauche à droite une main « tendineuse », une main munie de son revêtement cutané et un squelette de main[137]. Une étude des muscles et des os de la jambe, dessinée par Andrea Commodi (1560-1638) vers

---

132 Vinci Léonard de. Le traité de la peinture. Trad. Keller A, Éd. Jean de Bonnot, Paris, 1977, p. 143.

133 Antonio Pollaiuolo. Combat d'hommes nus. 1465 1470. Gravure Cleveland Museum of art.

134 Aristotele de Sangallo. Bataille de Cascina. D'après Michel-Ange.1542. Huile sur panneau de bois. Holkham Hall. Royaume uni.

135 Ciardi RP. Le corps transparent. In Rabbi-Bernard C. *Ibid,* p. 66.

136 Carlino A. De la distinction anatomique. In Rabbi-Bernard C. *Ibid*, p. 133.

137 Ciardi RP. *Ibid,* p. 66.

1590[138], montre un membre inférieur en position accroupie, le dessin supérieur représentant le membre « musculaire », l'inférieur le squelette du membre[139]. Michel-Ange, dans *quatre études de jambes écorchées*[140], représente le même membre vu de face, de profil droit et gauche, enfin de dos, ce qui rappelle étrangement la disposition adoptée par de Léonard de Vinci lorsqu'il représente un bras ou une jambe autour desquels, grâce à la multiplication des vues, il semble tourner[141].

Certains peintres représentent une anatomie stylisée, non pas tant en exploitant les données d'une dissection qu'à partir des reliefs observés sur un modèle nu, les conduisant indirectement à commettre des approximations, des erreurs dans l'anatomie de surface, à dessiner des structures ajoutées voire fantaisistes[142]. ; c'est le cas par exemple de l'*Étude de jambes* d'Alessandro Allori vers 1560. [143]D'autres artistes cherchent, en analysant la mimique, la forme de tubérosités comme le menton ou le front à faire coïncider le physique avec certains traits de caractère, révéler l'invisible, physique comme mental, ou encore à y dévoiler des analogies entre l'homme et l'animal[144].

On ne peut nier que « La Renaissance s'est évertuée à dépasser les apparences et à chercher sous la surface[145] ». Quelles sont donc les raisons intimes qui conduisent le peintre à s'intéresser à l'intériorité, à l'anatomie et à créer « l'anatomie artistique » dont l'enseignement est longtemps prôné dans les

---

138 Andrea Commodi. Études des muscles et des os de la jambe. Vers 1590. Musée des Offices, Florence.

139 Ciardi RP. *Ibid,* p. 63.

140 Michel-Ange. Quatre études de jambe écorchée. Vers 1518 – 1519. Haarlem, Musée Teylers.

141 Léonard de Vinci. Muscles de l'épaule, du bras et du cou. 19008 v/1510. RL, Windsor. Muscles du membre inférieur. 19035 v/1492 ; 19036 r/1504 – 1506 ; 19036 v/1504 – 1506. RL, Windsor.

142 Cronier P. Anatomie artistique du membre supérieur. Conférence. https://soo.com.fr/download/media/9c6/9d2/conf-cronier.pdf.

143 Alessandro Allori. Études anatomiques du membre inférieur. Vers 1560. Musée des Offices, Florence.

144 Pour Domenico Laurenza, la tradition de la physiognomonie remonte à Aristote, fondée sur l'analogie entre l'homme et l'animal (Laurenza D. Léonard de Vinci, artiste et scientifique. Éd. Belin, Paris, 2005).

145 Hersant Y. Préface, p.1. In : Rabbi-Bernard C. L'anatomie chez Michel-Ange. De la réalité à l'idéalité. Collection savoir sur l'art. Ed Hermann, Paris, 2003.

Écoles des Beaux-Arts. En dehors d'un objectif pédagogique évident, on ne peut nier non plus que la théorisation de cette pratique a pour autre but de l'élever au rang des arts intellectuels, de promouvoir *l'arte del disegno*, digne de figurer parmi les arts libéraux.

Ce mouvement de la connaissance du corps, l'étude de la morphologie, de la figuration exacte de ce que camoufle l'enveloppe cutanée, c'est-à-dire la musculature, progresse pour atteindre son apogée à partir du début du XVIe siècle. C'est au tournant du XVIe siècle que ce mouvement inédit de « tentative de figuration du corps » par les artistes progresse, mouvement probablement initié par Léonard de Vinci lui-même, car il inspire tant d'artistes, sans aucun doute Michel-Ange, le jeune Raphaël, Baccio Bandinelli, et bien d'autres peintres de la haute Renaissance et de la Renaissance tardive. Une culture, ou plutôt un véritable « culte » de l'écorché s'impose, une culture du dessin anatomique préparatoire des corps, des bras et des jambes, un foyer d'échanges entre artistes d'une même ville, de villes différentes, voire de pays différents[146] ; et aussi entre artistes et médecins, nous y reviendrons…

La fascination des artistes pour l'anatomie tient pourtant du paradoxe : pourquoi vouloir connaître l'intérieur de l'homme, étudié sur une dépouille, par essence laide et répugnante alors qu'il est plus aisé pour eux de demeurer en surface, de peindre, de sculpter un corps, d'en exprimer la beauté, les intentions de l'âme, le mouvement, les postures et les gestes. Il fallait une grande patience, surmonter son dégout[147], et un dépassement de soi pour disséquer un corps uniquement à visée artistique. Cette réflexion prouve implicitement le caractère fondamental de

---

146 À ce sujet, un dessin de bras et de jambes d'Albrecht Dürer (1517, extrait du carnet de Dresde. Dresde, Sächsische Landesbibliotek, f° s 130 v° et 133 v) est probablement inspiré d'un dessin de Léonard de Vinci (bras, jambes et moelle épinière de grenouille, vers 1485 – 1487, Royal Library, Windsor, 12613 v°).

147 À ce propos, un article de Marie Gaille étudie le rôle du dégout dans l'acte de disséquer. Marie Gaille, « Ce n'est pas un crime d'être curieux de l'anatomie » : la légitimation de la connaissance médicale du corps humain dans l'Europe catholique et protestante des XVIe et XVIIe siècles » , in :Pascale Hummel et Frédéric Gabriel (dir.). La mesure du savoir, Études sur l'appréciation et l'évaluation des savoirs. Éd. Philologicum, Paris, 2007, pp. 217-242.

l'étude anatomique pour l'artiste au XVIe siècle qui ne possède aucune notion dans ce domaine et qui s'allie forcément aux médecins et chirurgiens pour combler ses lacunes.

Les premières dissections des peintres

L'œuvre de Giorgio Vasari (1511 – 1574), biographe des peintres italiens à la Renaissance, de nombreuses sources secondaires et l'étude approfondie des dessins préparatoires et de simples esquisses d'anatomie qui sillonnent les musées du monde entier, fournissent un début de réponse à cette question, sachant, ce qui rend encore plus difficile cet exercice, qu'il est fort probable que nombreux artistes, face à l'engouement pour le « savoir anatomique » ou implicitement entraînés dans ce mouvement, copient et/ou recopient certains dessins. De même, leur proche collaboration avec des médecins ne permet pas de préjuger leur rôle propre dans la dissection, ils peuvent simplement dessiner à partir de pièces disséquées.

L'Église autorise[148] certains artistes à étudier l'anatomie dans des couvents comme Santa Croce et San Spirito à Florence, c'est le cas de Michel-Ange qui est autorisé par le Prieur à disséquer au couvent de San Spirito[149]. D'autres Prieurs font de même, leur livrant des corps de miséreux enterrés dans leurs cimetières ou morts dans leurs hôpitaux[150]. Parfois, les artistes « hantent » la nuit les couloirs des hôpitaux comme San Spirito in Sassia à Rome, San Giovanni e Paolo à Venise, le Ca' Granda ou Ospedale Maggiore à Milan, Santa Maria Nuova à Florence, qui deviennent des lieux de rassemblement pour des dissections anatomiques secrètes.[151]

Une autre question est débattue : à quand remontent les premières dissections des peintres ? Quels en sont les pionniers ? Certains attribuent à Giotto (1266 – 1337), Jacopo

---

[148] C'est un bref de Sixte IV, en 1482, adressé à l'Université de Tübingen, et qui aura une répercussion dans toute l'Europe, qui légalise les études anatomiques sur les corps des criminels condamnés, sans avoir à demander l'autorisation de l'Église, bien que cela avait été une condition *sine qua non* jusque-là (Esther Diana, p. 331).

[149] Diana E. *Ibid*, p. 341.

[150] *Ibid*, p. 341.

[151] *Ibid*, p. 341.

della Quercia (1374 – 1438) ou Masaccio… les débuts de l'activité anatomique des artistes[152] : *la fresque de la Trinité*, réalisée entre 1426 et 1428 par Masaccio à l'église Santa Maria Novella de Florence, montre dans sa partie inférieure un squelette, 7e personnage de la fresque ; au-dessus, sur la paroi de pierre de l'étroite tombe où il git, on peut lire ce *memento mori* : « *IO. FV. GIATT. QUEL. CHE. VOI SETE : E QUEL CHI SON. VOI. ANCOR. SARETE* », qui signifie : « Je fus ce que vous êtes et ce que je suis vous serez ». Or, malgré son indéniable effet de réalité, il ne suffit pas à prouver que Masaccio ait disséqué des cadavres.

D'autres attribuent à Donatello les premières dissections[153]. Le relief en bronze du maître-autel de l'église Saint-Antoine à Padoue, exécuté entre 1446 et 1449, représente des *miracles de Saint Antoine*, dont celui du cœur de l'avare[154] où une scène de dissection est conduite par le saint lui-même (fig. 6). S'il ne pratique pas de dissections, Donatello en est certainement témoin, peut-être à l'université de Padoue[155].

Dello Delli (1403-1470), peintre et sculpteur, pourrait avoir disséqué[156]. Dans un dessin : *scène de nus All'antica dans différentes positions*, la musculature des protagonistes est révélée sous une forme assez stéréotypée, pour ne pas dire

---

[152] Hilloowala R. *Ibid*, p. 505 ; Mandressi Rafael. Le regard de l'anatomiste. Éd. Seuil, Paris, 2003, p. 98.

[153] Haeger Knut, The illustrated history of surgery. Éd. Bell publishing company, New York, 1988, p. 96.

[154] Dans une ville, en Toscane, toute la famille est réunie pour les funérailles solennelles d'un homme très riche. Antoine est présent, ainsi que de nombreux parents et amis, lorsque, troublé intérieurement, il s'écrie : « Ce mort ne doit pas être enterré dans un lieu béni, car son corps est sans le cœur ». Tous les présents sont bouleversés et un débat animé s'engage entre eux. À la fin, on appelle des médecins qui ouvrent la poitrine du défunt, et, effectivement, son cœur n'est pas dans son thorax. On le retrouvera, peu après dans le coffre-fort où l'homme riche conservait son argent.
https://www.santantonio.org/fr/content/le-c%C5%93ur-de-l%E2%80%99avare.

[155] Mandressi R. *Ibid*, p. 98, 99.

[156] « Dello n'était pas un très bon dessinateur, mais il fut parmi les premiers à représenter correctement les muscles des corps nus » (Vasari G. Les vies des meilleurs peintres, sculpteurs et architectes, de Vasari, Éd Actes Sud, Arles, 2005, Livre III, p.65).

caricaturale, quelles que soient leurs postures, notamment concernant les muscles de l'abdomen.[157]

Pour Vasari, le premier ou un des premiers à avoir disséqué n'est autre qu'Antonio Pollaiolo[158]. Le *Combat d'hommes nus*[159], gravure réalisée par l'auteur vers 1475, est cité comme preuve des études anatomiques pratiquées sur le cadavre par cet artiste ; pourtant, lorsque l'on examine cette gravure, l'anatomie des muscles n'est pas réaliste, certains sont surreprésentés. De même le *Martyre de saint Sébastien,*[160] donné comme un exemple de précision anatomique, ne l'est pas en réalité ; d'autres peintures sur le même sujet se révèlent plus précises[161].

Avec Antonio Pollaiuolo, de nombreux artistes comme Andrea Mantegna (1431 – 1506), Andrea del Verrocchio (1435 – 1488), Franscecso di Giorgio Martini (1439 – 1501), Luca Signorelli, Léonard de Vinci, Michel-Ange et bien d'autres probablement, acquièrent une connaissance des structures du corps humain par leurs dissections[162], et transfèrent probablement les acquis ainsi recueillis à leurs réalisations. Dans son *Combats de dieux marins*[163], Andréa Mantegna (1431 – 1506) dévoile une musculature assez réaliste des hommes et des dieux ; Luca Signorelli représente dans *La résurrection des morts*, des morts-vivants dont l'anatomie musculaire laisse sans

---

[157] Dello Delli. Scène de nus All'antica [« à la manière des anciens » « classique »] dans différentes positions. Dessins, N° d'inventaire. NMH 11/1863. Acquisition Övertagande 1866 från Kongl. Museum (Lugt 1638).

[158] Haeger Knut. *Ibid*, p. 96. Beckett W. Histoire de la peinture. Réed Solar Paris 2002, p. 94. Dans les vies des meilleurs peintres, sculpteurs et architectes, de Vasari, livre IV, Tome 1, p. 246, il écrit : « Sa connaissance du nu est plus moderne que celle de tous ses prédécesseurs. Il disséqua de nombreux cadavres pour en étudier l'anatomie. Il fut le premier à montrer comment agencer les muscles d'une manière concrète et correcte ».

[159] Antonio Pollaiuolo. Combat d'hommes nus. 1465-1470. Gravure. Cleveland Museum of art.

[160] Antonio Pollaiuolo. Le Martyre de Saint-Sébastien. 1475. Huile sur panneau de bois. National Gallery, Londres.

[161] De la même période, d'autres représentations du Martyr de Saint Sébastien sont d'une tout autre facture ; citons ceux d'Andréa Mantegna, d'Antonio di Bartolomeo ou de Botticelli, sans compter les peintures évoquant la descente de la croix du Christ, la crucifixion du Christ.

[162] Diana E. *Ibid,* p. 342. Mandressi R. *Ibid,* p. 101.

[163] Andrea Mantegna. Combat de dieux marins. Avant 1981. Gravure. Chatsworth House (Angleterre).

aucun doute transparaître un gout pour l'observation de telles structures[164].

Parmi les plus ardents pratiquants de la dissection, Léonard de Vinci et Michel-Ange en sont certainement les plus célèbres représentants. Léonard de Vinci étudie l'anatomie entre 1480 à 1513 environ, et notamment à Florence où il se lie d'amitié avec le médecin Antonio Benivieni (1443-1502), sans doute par leur intérêt commun pour l'anatomie, et plus tard, lorsqu'il réside à Milan, il rencontre Marcantonio della Torre (1481-1511) avec lequel il collabore brièvement[165]. Dans une séance de dissection, attribuée à Bartolomeo Passarotti, Michel-Ange est représenté deux fois, sur un dessin et une peinture ; le dessin date de 1569, et peut-être aussi le tableau[166]. Dans cette représentation, les peintres s'adonnent à la dissection, refoulant leur dégout ; Michel-Ange, coiffé de son chapeau de feutre, se situe au-devant de la scène où sont présents pas moins de cinq artistes, dont Raphaël qui se tient près du cadavre, saisissant son bras. La soif de connaissance, le gout de Michel-Ange pour la recherche dans l'esthétique se retrouve encore dans ce passage de Porcheron : « En l'espace de douze ans, Michel-Ange a incisé l'épiderme, arraché la peau, écarté, sectionné les ligaments, des masses musculaires, atteint progressivement l'os nacré, le squelette, la charpente du corps. Il cherche et dessine pour enrichir son art de peintre et de sculpteur, et non pas, comme d'autres, pour observer des minuties - allusion à peine voilée à Léonard »[167].

Le recours à la pratique de l'anatomie par les artistes est confirmé par la rédaction d'ouvrages : Rosso Fiorentino (1494-1540) qui « avait préparé un livre d'anatomie qu'il comptait faire éditer en France »[168], à partir d'études anatomiques qu'il a menées vers 1530 à Brogo san Sepolcro (actuellement Sansepolcro), où « il entreprit de déterrer des cadavres du cimetière de l'évêché où il habitait et réalisa une belle étude

---

164 Luca Signorelli. La résurrection des morts. Détail du Jugement dernier. 1499-1504. Fresque. Chapelle San Brizio, Cathédrale d'Orvieto.

165 Diana E. *Ibid,* p. 342.

166 Porcheron MD. *Ibid*, p. 9.

167 *Ibid,* p. 26.

168 Vasari G. *Ibid,* Livre VI, Tome 2, p. 189. Vasari avoue en avoir conservé quelques pages dans son portefeuille (*Ibid*, p. 189).

anatomique »[169]. Alessandro Allori a fait deux versions de son ouvrage d'anatomie, l'une en 1560, l'autre entre 1565 et 1570. Il n'en subsiste que quelques fragments, dans lesquels sont étudiés « chaque nerf, chaque veine, chaque os et chaque muscle »[170]. Quant à Danti (1530-1576), qui avoue sa longue pratique de la dissection — quatre-vingt-trois sans compter celles auxquelles il participe —, seul le premier livre du *Trattato delle perfette proporzioni* paraît à Florence en 1567 : il n'en reste de nos jours aucune trace[171].

La seule certitude qu'un peintre dissèque ou assiste à des dissections, c'est lorsqu'il représente une ou des structures anatomiques invisibles sur un corps nu et que l'on n'observe que lors d'une dissection. Un exemple à l'appui de cette démonstration est la représentation de certains tendons du poignet (extenseurs radiaux du carpe *ou extensor carpi radialis)* sur certains dessins anatomiques de mains de Michel-Ange (ou de ses élèves) et d'Alessandro Allori, témoin d'un travail réel de dissection[172].

Plus difficiles à interpréter sont les erreurs commises ou les interprétations personnelles entre la dissection et le crayon. En effet, si le peintre dissèque, comment expliquer le décalage entre sa représentation et la réalité anatomique ? Il peut s'agir en fait de dissections de mémoire, de dissections trop superficielles, non poussées, de représentations symboliques, de dessins recopiés avec une ou des erreurs soit par le peintre, soit plus vraisemblablement par un de ses élèves, enfin, une authentique erreur d'interprétation voire d'identification de l'œuvre. Chacune de ces hypothèses est vraisemblable, ce qui rend toute affirmation concernant le sujet très aléatoire. Les exemples d'écarts avec la réalité anatomique sont nombreux. Nous en avions relevé de nombreuses lors d'un travail de

[169] Vasari G. Ibid, p. 185.
[170] Borghini, Il Riposon, op.cit, p.630 ; cité par Rabbi-Bernard C. *Ibid*, p. 165.
[171] Lecchini-Giovannoni S. *Ibid*, p. 164, 165.
[172] En effet, ces tendons ne sont pas visibles sur le vivant, car ils sont situés profondément par rapport aux autres tendons du pouce et de l'index. Michel-Ange. Dessins de mains et de jambes. Datation ? Le Louvre, Inv 724 recto ; Alessandro Allori. Études anatomiques de main, v. 1560. Le Louvre.

dissection, sur les traces de Léonard de Vinci, en 2010[173]. Un autre exemple avec Michel-Ange. Dans un de ses dessins représentant des épaules, des bras, ses erreurs lorsqu'il représente les tendons extenseurs au dos de la main ne peuvent provenir de la retranscription d'une dissection[174]. Un autre exemple avec Baccio Bandinelli, qui représente des dessins de dissections contenant des erreurs sur les tendons d'une main[175]. Il y a un exercice de dissection, cela paraît évident, mais de nombreuses erreurs entachent ce dessin.

Importance de la dissection pour la pratique de la peinture

Comme l'anatomie aide le chirurgien dans son acte chirurgical — du moins aujourd'hui, car la chirurgie est née bien avant les connaissances anatomiques —, la dissection aide-t-elle les artistes à pratiquer leur art. Que cherchent-ils dans l'anatomie ? Qu'apporte en plus la connaissance anatomique à côté de l'observation du modèle (notamment le dessin d'observation de sujets maigres, âgés, malades ou cachectiques qui font ressortir les faisceaux musculaires) ou de la statuaire antique (Laocoon…) ? Que représentent-ils ? Ce qu'ils voient et observent, ce qu'ils font ressortir en se référant à des références anatomiques… ? Dans son « Étude d'homme écorché », dessin daté de 1518[176], Michel Ange ne représente aucunement la dissection d'un sujet, muscles au repos, que la mort rend plats et sans relief ; par contre il s'agit d'une caricature assez proche de la réalité de la contraction de ces muscles, une anatomie de surface exagérée ; « s'il scrute volumes et formes, les dissections lui permettent la rigueur de la précision et ses nus

---

[173] Le Nen D, Laulan J. La Main de Léonard de Vinci, Éd. Springer, Paris, 2010.

[174] Michel-Ange. Dessin d'épaules, de bras et de mains. 1513-1520. Harleem, Musée Teyler. Il existe plusieurs erreurs anatomiques : le tendon du long extenseur du pouce s'insère ici sur la base du pouce ; de même l'extenseur du 3e rayon est double, ce qui est une erreur.

[175] Baccio Bandinelli. Feuille d'étude : un bras, une main, un homme nu et un homme cuirassé. Datation ? Le Louvre Inv 196 recto.

[176] Michel Ange. Écorché d'un torse masculin. 1518, RL, Windsor.

incomparables[177] ». Les mêmes remarques pourraient s'appliquer à un dessin presque identique de Léonard de Vinci : « Étude de la musculature du dos » entre 1504 et 1506[178]. Si l'on considère l'anatomie inutile à la restitution de la forme des corps dans la peinture, comment expliquer que des peintres, dont, *a priori* les sources ne permettent pas de les relier à la dissection, commettent des approximations anatomiques par l'observation du modèle[179] ?

Au milieu du XVe siècle, les théoriciens de l'art instaurent le savoir anatomique comme un élément essentiel de l'exacte figuration des formes du corps. Dans *Le Livre de l'art*, Cennino Cennini (136 ?-144 ?), peintre et écrivain d'art toscan, incite fortement les artistes à dessiner « plus que d'après les maîtres… toujours et constamment d'après nature »[180], phrase qui n'est pas sans rappeler les avertissements des anatomistes sur l'importance de l'observation directe par rapport au savoir livresque[181]. Lorenzo Ghiberti, sculpteur et architecte, considère l'anatomie comme une discipline incontournable aux peintres, il impose même à tous des recherches sur le cadavre. Dans le premier des trois livres des *I commentarii*, écrit autour 1452 – 1455, il fournit une liste des dix arts libéraux qu'il convient que le sculpteur et le peintre maîtrisent, dont l'anatomie[182]. Il souligne qu'il faut « avoir vu des dissections » afin que « le sculpteur voulant composer sache combien d'os il y a dans le corps humain et connaisse les muscles et tous les nerfs et connexions qui sont dans le corps de l'homme[183] ». Il rajoute : « … il n'est pas nécessaire d'être médecin comme Hippocrate et

---

177 « L'homme, de l'anatomie aux arts plastiques ». Lettre de l'académie des Beaux-Arts, 2005, 40, p. 9.

178 Léonard de Vinci. Étude de la musculature du dos. RL 19044 r/1504-1506 Windsor.

179 Dans l'œuvre de Giovanni Bellini : Le Christ, la Vierge Marie et Saint-Jean (Tempera, 1460, Pinacoteca di Brera, Milan), le muscle brachio-radialis, bien visible sous la forme d'une « corde » tendue au bord latéral du coude, s'insère plus haut sur le bras gauche de Jésus qu'il ne l'est dans la réalité.

180 Mandressi R. *Ibid*, p. 99. Le manuscrit de *Libro dell'arte* (Livre de l'art ou Traité de la peinture) est daté de 1437. Il a été traduit pour la première fois en Français par Victor Mottez en 1858.

181 Mandressi R. *Ibid*, p. 99.

182 Lorenzo Ghiberti, *op cit*, in Mandressi R. *Ibid*, p. 100.

183 Mandressi R. *Ibid*, p. 100.

Avicenne et Galien, mais il faut avoir bien vu leurs œuvres »[184]. Dans son *De pictura*, daté de 1435, Leon Battista Alberti base sa célèbre méthode de composition, partant des processus de création artistique. Cette méthode consiste à « trouver en imagination la place des os, puisque ces derniers, n'étant pas flexibles, occupent toujours une place déterminée. Puis on doit attacher en leur lieu les nerfs et les muscles, et enfin, en dernier lieu, donner aux os et aux muscles leur vêtement de chair et de peau »[185].

Léonard de Vinci met aussi en garde les peintres, lorsqu'il écrit : « O peintre habile en anatomie, prends garde que la trop grande saillie des os, nerfs et muscles ne fasse de toi un peintre ligneux dans ton désir que tes figures expriment leurs émotions. Et si tu veux y remédier, tu considèreras de quelle façon les muscles des gens âgés ou maigres recouvrent ou vêtent les os ; notes-en outre la règle selon laquelle ces mêmes muscles remplissent les espaces superficiels qui les séparent, et quels sont ceux que l'embonpoint n'efface jamais, et ceux dont les tendons deviennent impossibles à distinguer à la moindre apparition adipeuse… Il te faudra procéder de même pour un enfant… tu décriras la modification des membres et des articulations — selon l'âge de l'enfant — et indiqueras ceux qui grossissent et ceux qui maigrissent »[186].

Au XVIe siècle, l'anatomie se hisse donc au rang des disciplines incontournables pour celui qui souhaite s'adonner à la peinture ou à la sculpture. C'est ainsi que Michel-Ange fait école, exerçant une grande influence par ses travaux et sa conception de la représentation du corps sur nombre de peintres. Ses dessins anatomiques sont connus et étudiés, copiés et recopiés, parfois remaniés, voire trahis[187].

Collaboration entre anatomistes et peintres

Dans le domaine de l'iconographie anatomique, les hommes de science représentent le corps humain et ses structures figés

184 Mandressi R. *Ibid,* p. 100.
185 Alberti LB. *De pictura*. Éd. Allia, 2007, p. 51.
186 Maccurdy E. *Ibid,* T1, p. 198.
187 Porcheron MD. *Ibid*, p. 24.

dans l'immobilité et la tristesse de la mort, représentation qui ne peut assouvir l'attente des artistes qui ne cherchent dans la mort qu'une inspiration supplémentaire pour leur permettre une figuration au plus près du corps humain, refoulant systématiquement l'aspect répugnant du cadavre, surpassant leur dégout ; les corps disséqués prennent alors la pose, comme s'ils étaient vivants, placés dans un cadre naturel. « Cette émotion, née du contraste entre la figure macabre d'un squelette ou d'un homme écorché et le fait, absurde et contraire à toute observation réaliste, de le montrer dansant et joyeux, pensif et mélancolique, ce fut la grande trouvaille du maniérisme surréaliste, imposé par l'art à la science pendant plusieurs siècles »[188].

Ainsi, quittant le Moyen Âge, voir le début de la Renaissance, et les images anatomiques planes, insipides, naïves sur fond blanc du cadavre humain, l'Homme, essentiellement par l'intermédiaire des artistes, donne une grande impulsion à l'iconographie anatomique, destinée à la fois aux amateurs d'art et aux médecins. Les artistes apprivoisent la mort, tentent de la rendre tolérable, visible, voire même à la sublimer : Baccio Bandinelli, passionné d'anatomie, si l'on en juge par ses nombreux dessins sur ce sujet, ne représente-t-il pas dans une superbe sculpture, l'*Écorché dansant,* un homme dévoilant une magnifique musculature[189].

L'iconographie anatomique s'enrichit de fonds paysagés, d'objets de toutes sortes, de draperies, comme pour mieux rendre supportable l'insoutenable. La finalité de l'artiste étant l'esthétique, le but premier de l'iconographie est parfois oublié ; le réalisme de certaines structures coexiste avec des attitudes pathétiques et des poses qui, anatomiquement, sont absurdes. Deux exemples à l'appui de cette démonstration : Dans son ouvrage *De dissectione partium corporis humani libri tres*, paru en 1545, Charles Estienne représente un squelette érigé sur fond de paysage nuageux, muni de ses différentes ramifications nerveuses, qui tient sa mandibule dans sa main droite. De même, observons une des mains dessinées par André Vésale.

---

188 Huard P, Imbault-Huart MJ. *Ibid*, p. 5.

189 Baccio Bandinelli. Écorché dansant, dit de Bandinelli. Plâtre H. 48,5 ; L. 17,5 ; 29,5 cm. Sur le socle : 1981. Paris, musée Gustave Moreau, Inv. 16207.

Elle prend une attitude que seule la présence de muscle à l'avant-bras permet de conférer, or, ils ont tous été enlevés[190]... L'art n'est donc jamais éloigné de la science (fig. 7).

Si les images ainsi obtenues paraissent esthétiquement supérieures aux précédentes, elles restent quelquefois aussi erronées qu'elles parce qu'il demeure un décalage entre les progrès de l'art graphique et les connaissances anatomiques qui restent insuffisantes. L'iconographie anatomique subit aussi le style des peintres : le maniérisme marque l'iconographie anatomique du XVIe siècle — corps allongés, presque étirés, têtes souvent trop petites, silhouettes ondulées que ne justifient ni la pose ni le geste que l'artiste souhaite représenter — comme le baroque influencera les représentations anatomiques au XVIIe siècle.

Ainsi, après une anatomie réduite à des textes latins, une anatomie presque sans figure qui domine le Moyen Âge, une nouvelle génération de médecins dissèque en étroite collaboration avec des artistes, à la Renaissance. De manière générale, les planches myologiques des ouvrages sont autant destinées à des médecins qu'à des artistes, comme l'indique la préface du *De Humani Corporis Fabrica* de Vésale ou déjà Berengario da Carpi en 1521[191]. À partir du XVIe siècle, l'importance croissante de l'illustration anatomique dans les livres et le souci de la qualité font que les anatomistes confient très souvent la production iconographique à des artistes. Les ouvrages portent ainsi différentes signatures d'artistes : Berengario da Carpi ouvre la voie à cette collaboration avec Ugo da Carpi (1480-1523) ; Jan Van Calcar (1540-1619), plus largement l'entourage du Titien pour Vésale[192] ; François Jollat, Rosso Fiorentino, Perino del Vaga (1501-1547) pour Charles Estienne[193] ; Girolamo da Carpi (1501-1556) qui dessine vers 1541 les 54 planches du traité de myologie de Giovanni Battista Canano (1515-1579) ; Gaspare Becerra (1520-1568), élève de

[190] Huard P, Imbault-Huart MJ. *Ibid*, Détail de la planche 36, p. 115.

[191] Mandressi R. *Ibid,* p. 97.

[192] Quatre élèves ont travaillé dans ses ateliers à Venise, de 1540 à 1542 : Jan Stephan Van Calcar, Francesco Marcolini, Johan Britt et Giuseppe Porta (Huard P, Imbault-Huart MJ. *Ibid,* p. 32 et 35).

[193] Mandressi R. *Ibid,* p. 98.

Michel-Ange, dessinera pour Juan Valverde (1525-1588) un écorché tenant sa peau à bout de bras[194] ; probablement Dario Varotari (?-1671) pour le traité de Gerolamo Fabrici d'Acquapendente (1533-1619)[195] ; d'autres écorchés sont à l'actif de Francesco Mazzola dit le Parmigianino (1503-1540), Jacopo Carucci (1494-1556) alias Pontormo, Alessandro Allori, Bartolomo Passarotti… Le *De re anatomica* de Realdo Colombo (1516-1559) est publié sans illustration, sauf celle qui orne le frontispice, attribué à Paolo Veronese (1528-1588) alors que l'ouvrage est destiné à paraître illustré par Michel-Ange[196]. Mis à part une brève collaboration avec Marcantonio della Torre, titulaire de la chaire d'anatomie à l'université de Pavie, Léonard de Vinci mène ses recherches anatomiques en solitaire, car il est en même temps celui qui dissèque et celui qui dessine[197].

Au XVIe siècle, les peintres font à leur manière progresser l'anatomie, notamment en Italie, où l'ouverture des cadavres se généralise progressivement, faisant de la peinture florentine — Florence, berceau de la Renaissance — un art « savant ». L'anatomie s'inscrit donc dans le contexte historique de la Renaissance et de l'ensemble de la métamorphose que celle-ci suscite, tant dans les sciences que dans les arts. L'anatomie du corps humain ouvre aux artistes comme aux médecins une porte sur la connaissance du corps humain. La collaboration entre artistes et anatomistes continue durant les XVIIe et XVIIIe siècles, les dessins anatomiques seront reproduits grâce à la gravure sur cuivre (chalcographie) à ses débuts et surtout la gravure sur bois.

Conclusion

Au terme de cet historique, nous constatons que l'évolution de la discipline anatomique est autant liée à l'acceptation des interdits qu'à l'observation réelle — se combinant sans pour

194 Valverde J. Représentations animées des parties du corps humain gravées sur cuivre. Éd. Louis Parienté, Paris, 2001.
195 Diana E. *Ibid*, p. 344.
196 Mandressi R. *Ibid*, p. 103.
197 Maccurdy E. *Ibid*, p. 31.

autant se substituer complètement à la lecture des auteurs —, à l'utilisation de l'imprimerie et de la gravure qui stimulent les créations et les échanges, et aussi à l'irruption des peintres dans un monde qui *a priori* pouvait apparaître fermé, aux mains d'une élite médicale. Science et art se mêlent ainsi d'une manière intime, fusionnelle.

Dominique Le Nen est Professeur des Universités et Chirurgien des Hôpitaux. Investi dans la chirurgie humanitaire, il est l'auteur de nombreux articles et de livres médicaux sur le thème de la reconstruction des traumatismes complexes des membres, d'un essai-témoignage de son expérience humanitaire *De Gaza à Jénine, tant que la guerre durera* (Éd. L'harmattan, 2017). Docteur en Épistémologie, Histoire des sciences et techniques, chercheur associé au Centre François Viète (EA 1161) de Nantes/Brest, il a consacré de multiples conférences, des articles et plusieurs ouvrages à la thématique « sciences et art », dont *L'anatomie au creux des mains, au confluent des sciences et de l'art* (Éd. L'Harmattan, 2007), *Léonard de Vinci, un anatomiste visionnaire* (Éd. L'Harmattan, 2010), *La main de Léonard de Vinci* (Éd. Springer, 2010), *Léonard de Vinci, l'aventure anatomique* (Éd. E/ P/A Hachette, 2019), traduit en Espagne (Éd. Larousse, 2020), qui a reçu le prix Littré de l'ouvrage illustré en 2019 du Groupement des Écrivains Médecins. Son premier roman-fiction *Hanà* (Éd. Baudelaire, 2016, rééd. Éd. Donjon, 2021) a reçu le premier prix Jean-Pierre Goiran 2016 du Groupement des Écrivains Médecins.

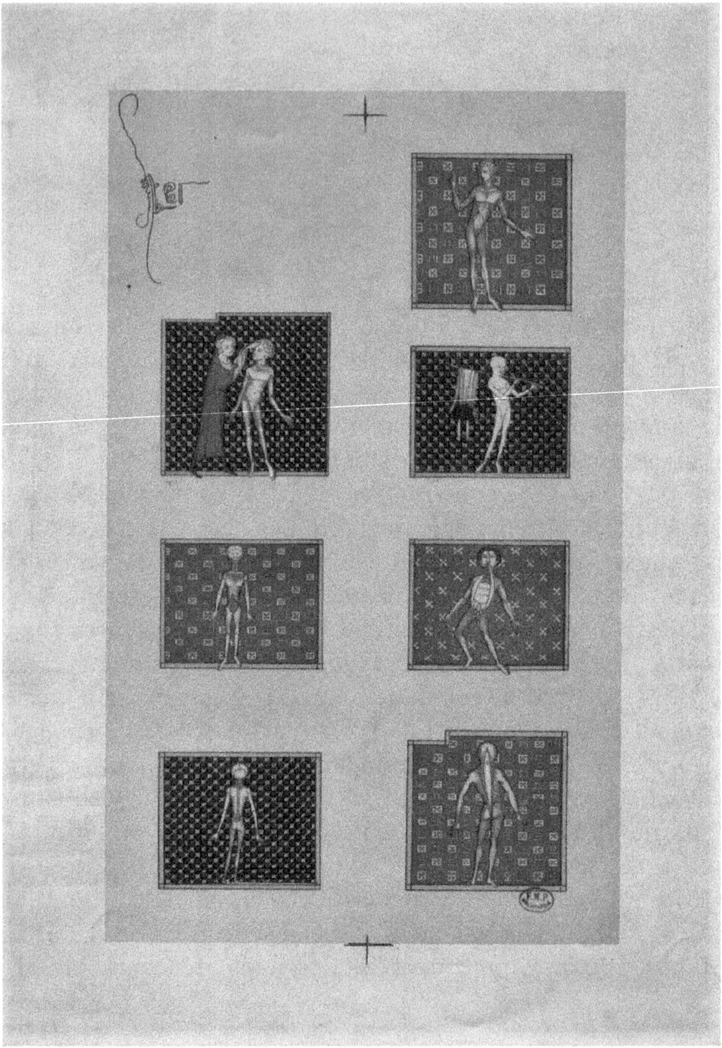

Fig. 1.

Réf. image : CISC0102D
Miniatures anatomiques tirées du manuscrit de Henry de Mondeville
Cote CISC0102
Adresse permanente de cette image
https://www.biusante.parisdescartes.fr/histmed/image?CISC0102D
Collection BIU Santé Médecine

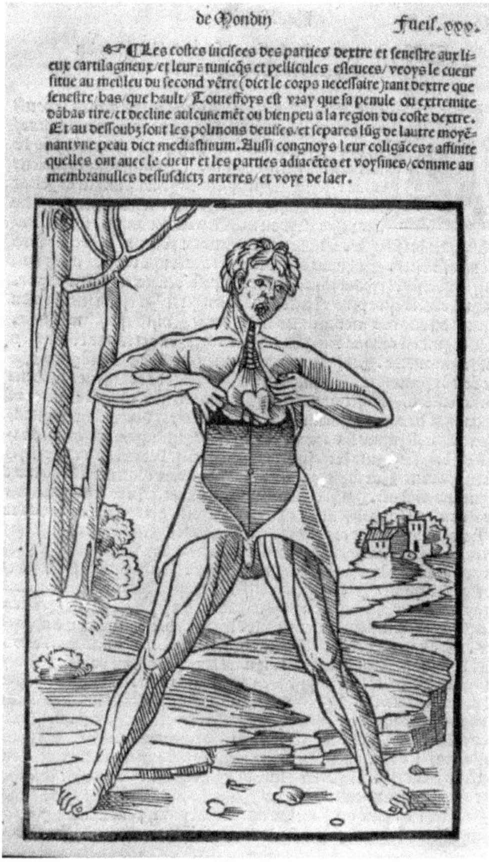

de Mondin   Fueil. xxx.

☞ ¶ Les costes incisees des parties dextre et senestre aux lieux cartilagineux/et leurs tunicqs et pellicules esleuees/veoys le cueur situe au meilleu du second vētre (dict le corps necessaire) tant dextre que senestre/bas/que hault/ Toutesfoys est vray que sa penule ou extremite dābas tire/et decline aulcunemēt ou bien peu a la region du coste dextre. Et au dessoubz sont les polmons deuises/et separes lūg de laultre moyēnant vne peau dict mediastinum. Aussi congnoys leur coligācesr affinite quelles ont auec le cueur et les parties adiacētes et voysines/comme au membranulles dessusdictz arteres/et voye de laer.

Fig. 2.

Réf. image : 00946
Les coftes incifees…
Auteur de l'ouvrage MONDINO DEI LUZZI/MONDINO DE LIUCCI/MUNDINUS - ROUSSAT, Richard (trad.)
Ouvrage Cy est l'anathomie de Maistre Mundin Boullonoys
Edition Paris : A. Lotrian et D. Janot, 1532
Cote 006524
Empl. de l'image f. 30 r° (I 1 r°)
Technique : gravure bois
Écorché montrant son cœur dans sa cage thoracique incisée.
Adresse permanente de cette image
https://www.biusante.parisdescartes.fr/histmed/image?00946
Collection BIU Santé Médecine

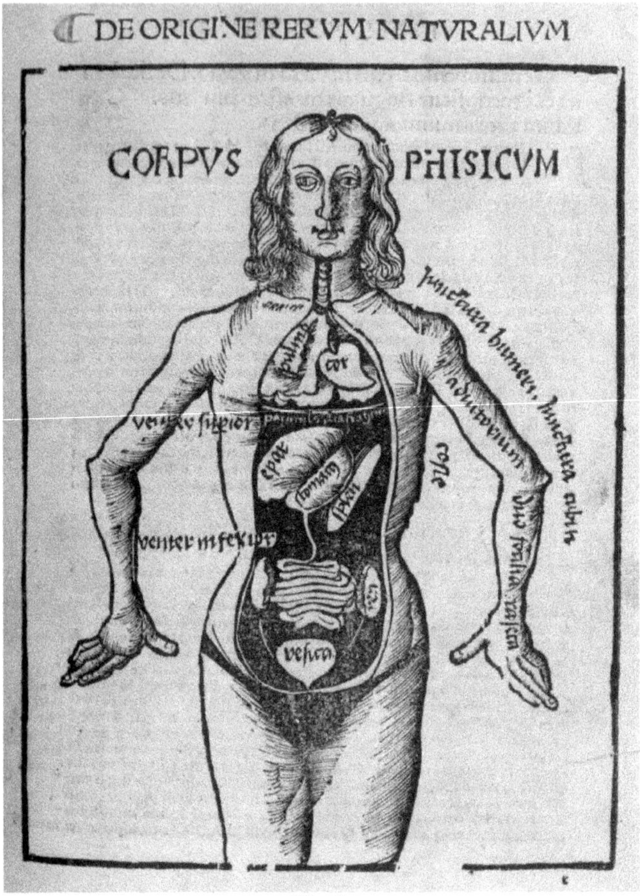

Fig. 3.

Réf. image : 01014
Corpus phisicum
Auteur de l'ouvrage REISCH, Gregor/REISCH, Georg
Ouvrage *Margarita philosophica*
Edition Strasbourg : Johann Grüninger, 1504
Cote008026
Empl. de l'image livre 9, f. e 1 r°
Taille originale118 x 138 mm
Technique : gravure bois
Adresse permanente de cette image
https://www.biusante.parisdescartes.fr/histmed/image?01014
Collection BIU Santé Médecine

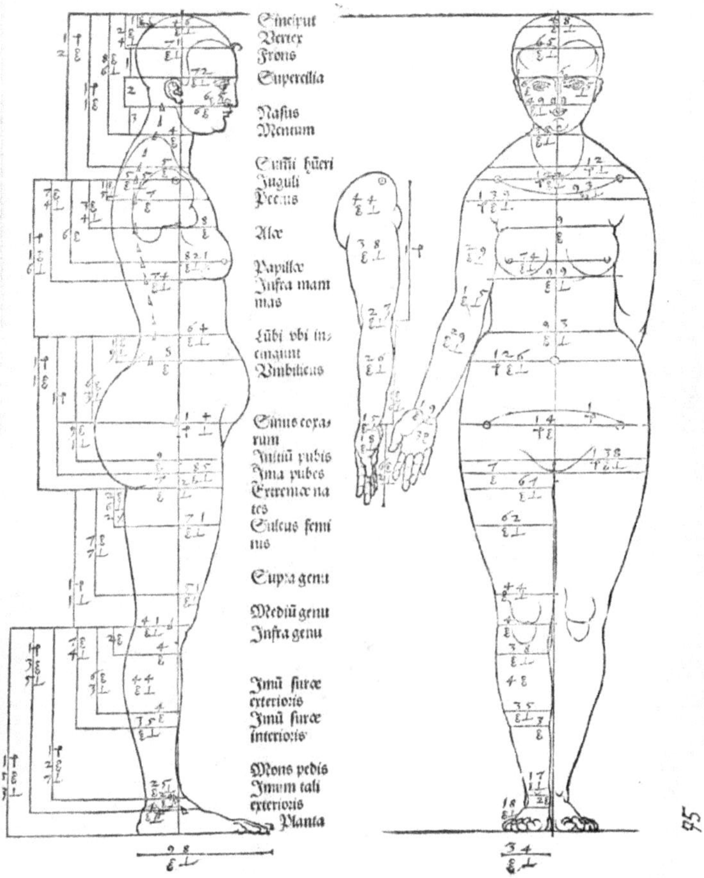

Fig. 4.

Réf. image : 02738

Femme vue de profil et de face. Proportions du corps humain

Auteur de l'ouvrage : DURER, Albrecht

Ouvrage : *De Symmetria partium in rectis formis humanorum corporum.*

Édition Nüremberg : Hieronumum Formschneider, 1534

Cote001437

Dessinateur et graveur : Dürer, Albrecht

Empl. de l'imageFt. 46 r°

Technique : gravure bois

Adresse permanente de cette image

https://www.biusante.parisdescartes.fr/histmed/image?02738

Collection BIU Santé Médecine

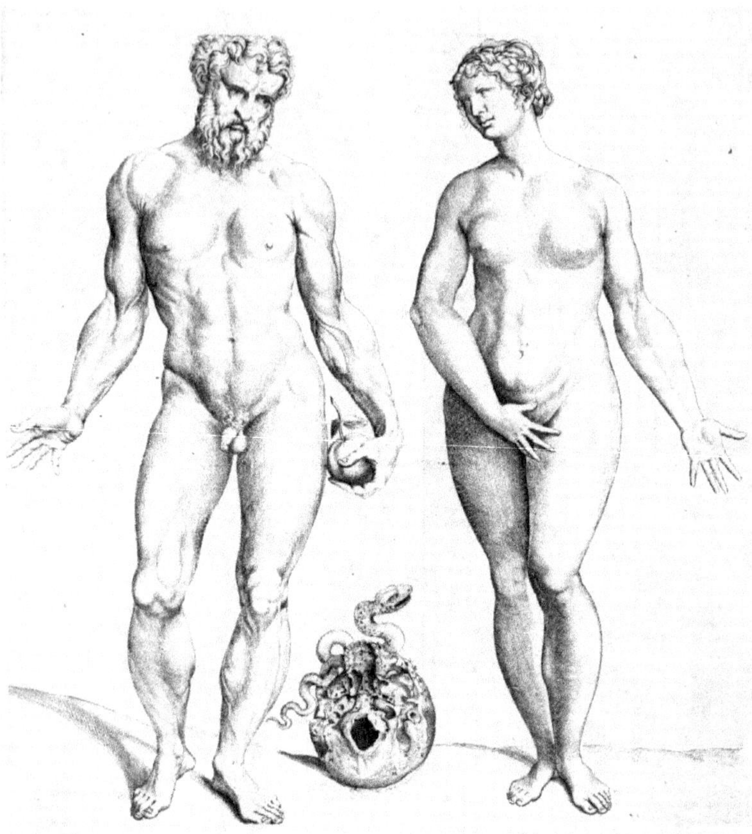

Fig. 5.

Réf. image : 00432
Anatomie de l'homme et de la femme, représentés en Adam et Ève
Auteur de l'ouvrage Vésale, André/Vesalius, Andréas - Geminus, Thomas
Ouvrage Anatomes totius aere insculpta delineatio
Edition Londres : John Herford, 1545
Cote000300
Empl. de l'imagePl. 1
Taille originale 335 x 320 mm
Technique : gravure burin
Adresse permanente de cette image
https://www.biusante.parisdescartes.fr/histmed/image?00432
Collection BIU Santé Médecine

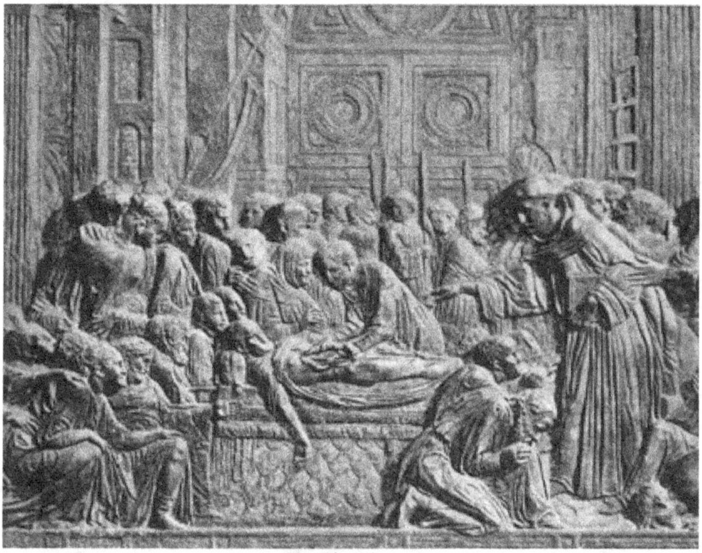

Fig. 6.

Réf. image Medica : med74169x0027

Saint Antoine de Padoue en pratiquant l'autopsie d'un avare est fort étonné de trouver une pierre à la place du cœur (Bas-relief en bronze de Donatello. Basilique de Saint-Antoine, à Padoue.)

Ouvrage Les Gardes-malades congréganistes, mercenaires, amateurs, professionnelles, par Mlle Dr Hamilton,... Dr Félix Regnault,... Avec préface de Maurice Letulle, Édition Paris : Vigot frères, 1901

Cote74169

Adresse permanente de cette image

https://www.biusante.parisdescartes.fr/histmed/image?med74169x0027

Collection BIU Santé Médecine

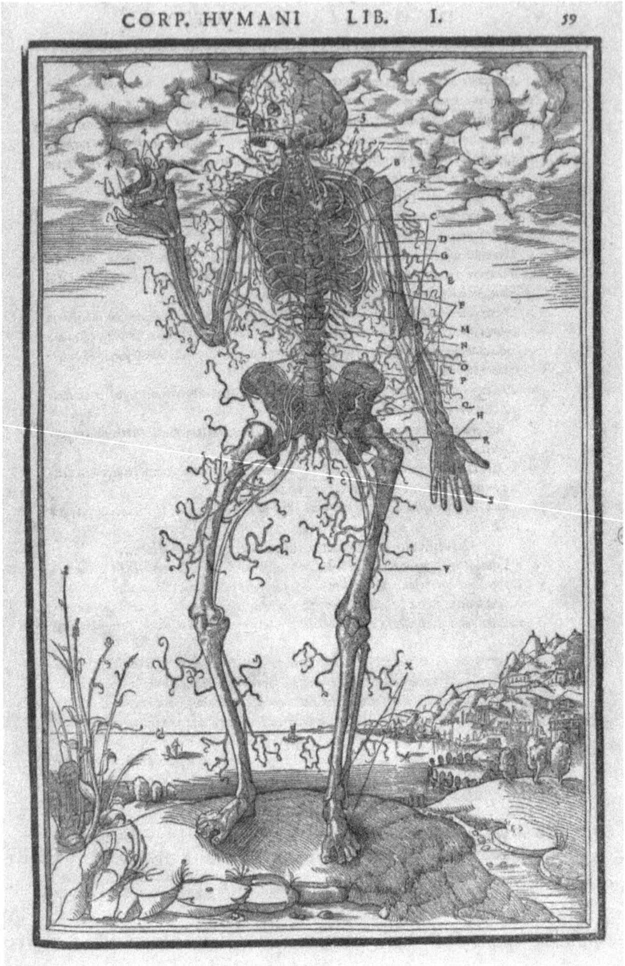

Fig. 7

Réf. image : 01307

Représentation des nerfs du corps humain

Auteur de l'ouvrage ESTIENNE, Charles

Ouvrage De dissectione partium corporis humani libri tres

Edition Paris : Simon de Colines, 1545

Cote001712

Taille originale 175 x 275 mm

Technique : gravure bois

Adresse permanente de cette image

https://www.biusante.parisdescartes.fr/histmed/image?01307

Collection BIU Santé Médecine

Médecine, Patient, Praticien
un triptyque essentiel pour notre existentiel

Patrick Moureaux

« S'il fallut se spécialiser pour apprendre, il faut savoir s'ouvrir pour comprendre »

François Kourilsky
Immunologiste, ancien Directeur du CNRS

En préambule

La Santé de l'Homo Sapiens des temps postmodernes le propulse dans un océan d'interrogation, d'incertitude, de fragilité. La pandémie inédite sévissant de façon planétaire lui chuchote le caractère éphémère de sa condition humaine. Le microscopique menace le macroscopique et peut l'atomiser à tout instant. Notre destin est flouté, illisible et imprévisible.

.....Cette thématique s'inscrit dans ce moment sanitaire singulier : « la médecine, science ou art », proposée par Dominique Le Nen, m'a immédiatement séduit et « neuronalement » électrisé. Il est notre chef d'orchestre dans cette écriture plurielle transdisciplinaire autour de la Médecine en ce début du XXI siècle. Cet essai collégial propose une partition personnelle pour chaque mousquetaire d'écriture convoqué, pour aboutir à une symphonie collective, audible et lisible pour tous.

.....La séduction fut éphémère. Très vite les interrogations ont surgi et dévoilé la complexité du travail à produire en raison de l'évolution du paradigme.

.....Tout d'abord, ces qualificatifs concernant la Médecine : science ou art peuvent-ils encore demeurer aujourd'hui, ou bien sont-ils désuets face à la transformation de la pratique médicale évoluant au sein d'un écosystème peuplé de techniques démultipliées à l'ère de la révolution numérique, de la floraison des réseaux sociaux, de la fragilité de l'Homo Sapiens face aux risques sanitaires mondialisés, couplé à un individualisme pandémique ?

.....La Médecine ne peut être déconnectée de son support humain représenté, à la fois par le médecin (l'artisan de cette discipline), et surtout par le patient évoluant au sein d'un biotope originel dégradé[198].
.....Ne sont-ils pas tous les trois le fruit d'une « co-évolution » aboutissant à la métamorphose infinie de la pratique médicale ? Cette relation trinaire s'inscrit dans le Grand Récit de l'Homme depuis nos origines jusqu'à notre ère contemporaine désignée sous le terme de l'Anthropocène ?
.....La médecine ne peut être pratiquée qu'avec le consentement du patient, elle se doit soucieuse de son écoute, de ses interrogations et de ses angoisses.
.....À quel niveau, où et comment l'humain va-t-il préciser son rôle, sa place, son statut ?
.....Le digital va-t-il prendre la main sur l'humain dans cette course effrénée au toujours plus[199] ?
.....La médecine n'est-elle pas semblable à une mosaïque en cours de constitution, en quelque sorte une œuvre non finie se projetant dans l'infini sans pouvoir réellement se définir ?
La Pe@u sera mon observatoire pour satelliser autour d'elle mes réflexions professionnelles, émotionnelles, anthropologiques, scientifiques, philosophiques, politiques, éthiques, esthétiques, littéraires, déontologiques. La peau : organe essentiel de notre existentiel. Mon expérience chronologique sera mon guide pour traduire mon propos et vous invitera à suivre mes pas tout au long de mon parcours qu'il a fallu découvrir, tracer, baliser, corriger, inventer, proposer, imposer sans se reposer.

Regards anthropologiques

« On ne connaît pas complètement une science tant qu'on n'en sait pas son histoire »

Auguste Comte dans son Cours de Philosophie positive

---

[198] Marie-Monique Robin. La fabrique des pandémies. Éd. La Découverte, Paris, 2021.
[199] Patrick Moureaux. Le fabuleux destin de la Main, Éd. Donjon, Vannes, 2019.

La Médecine est née avec l'arrivée de la Vie sur Terre depuis la nuit des Temps.

Le vivant dans toute sa diversité a eu le souci de survivre et s'est doté d'une mécanique auto-réparatrice dans les situations risquées pour sa survie : blessure, fracture, déchirure, agression prédatrice ou microbienne. La vie célèbre la vie dans toute sa complexité, sa biodiversité, son unité, son unicité.

Notre parcours évolutif darwinien a lentement sculpté Homo sapiens en le hissant à la verticale ; il est propulsé par une bipédie opérationnelle, une main libérée qui deviendra l'instrument des instruments pour Aristote, et un cerveau hypertrophié qui sera le pilote de cette fabuleuse mécanique anatomique et fonctionnelle. La main offrait un atout incommensurable pour son évolution. Elle présentait désormais un nouveau visage[200], et allait exprimer un potentiel fonctionnel, sensoriel, neuronal et créatif. Nous pouvions déjà le qualifier « d'Homme augmenté ». La main, véritable pince accédait au rôle du premier instrument soignant. Elle demeure aujourd'hui mon outil majeur dans ma pratique dermatologique.

L'empathie était présente chez les premiers hominidés selon les anthropologues, elle était la source de la prise en charge de l'élément faible, atteint, touché, défaillant au sein du groupe.

Le souci de l'autre, des autres représentaient déjà les balbutiements de la notion de soin, d'accompagnement.

Ils furent les prémices d'une médecine paléontologique déjà représentée dans sa forme élémentaire.

Déjà la prise de conscience de signes anormaux, de dysfonctionnements, d'anomalies, de douleurs, d'éléments visibles, une grosseur, allait développer la recherche d'antidotes choisis et distribués par l'humain en s'aidant de la complicité soignante des plantes.

Sabrina Krief[201], primatologue, vétérinaire, professeure d'éco-anthropologie et d'ethnobiologie au Muséum national d'histoire naturelle de Paris, a observé le comportement alimentaire de jeunes chimpanzés orphelins au Congo, et a démontré leur capacité spontanée de choisir de consommer des

---

[200] Pascal Picq. De Darwin à Lévi-Strauss. Éd. Odile Jacob, Paris, 2013.

[201] Sabrina Krief. Chimpanzés, mes frères de la forêt. Éd. Actes Sud, Arles, 2019.

plantes aux propriétés médicinales pour des diarrhées, attitude similaire retrouvée dans la population autochtone. Ce comportement alimentaire témoigne de la capacité d'automédication des individus.

L'intérêt porté aux médecines traditionnelles indiennes, chinoises, africaines, inuit nous confronte à la médecine occidentale. Les premières proposent une pratique holistique, considérant l'homme dans sa globalité : organique, physiologique, spirituelle, environnementale au sein des forces cosmiques, et ce depuis des milliers d'années, plus de 5000 ans pour la médecine ayurvédique. Pour notre médecine, le corps humain est déconnecté de son berceau originel, naturel et traité de façon parcellaire, et experte.

« L'individu est une unité, indissociable du corps en interaction avec le monde (culturel, social, familial, historique), qui le contient », écrit Michel Onfray[202].

De même, pour Edgar Morin : « L'homme est naturel par culture, et culturel par nature[203] »

Nous constatons sous le prisme de ce regard icarien que la médecine est plurielle. Elle est façonnée par nos origines géographiques, notre culture, notre rapport à l'environnement, à l'univers. Elle est dépendante des sciences humaines et des progrès techno-scientifiques. Je ne reprendrai pas ici l'Histoire de la médecine largement commentée, documentée par des écrivains-médecins comme Hippocrate, Galien, Émile Littré, Maxime Laignel-Lavastine. La médecine est née avec l'Humanité, et accompagne son évolution.

Ce livre donne audience à mes souvenirs, source de mon devenir. La médecine se construit au sein de notre grande Histoire collective et se cimente avec notre propre histoire individuelle. Elle est immuable, granitique, universelle dans ses interrogations, ses doutes, ses angoisses, ses incertitudes, ses malheurs, ses pleurs, sa tristesse, son bonheur, son espoir, sa bienveillance, ses joies, ses découvertes, son amour pour l'autre. Elle est la Vie.

---

202 Michel Onfray. Vivre une vie philosophique, Thoreau le sauvage. Éd. Le Passeur, Paris, 2017.

203 Edgard Morin. Mon chemin. Éd. Fayard, Paris, 2011.

Le parcours

Ce cheminent[204] fut inspiré par une passion plurielle, passée, contemporaine, stratifiée et pluridisciplinaire. Mes années d'insouciance lycéenne m'avaient offert une appétence pour la connaissance à la fois littéraire, scientifique et humaniste, me plaçant ainsi en orbite sur la planète du savoir de la découverte. À l'époque du premier choc pétrolier, la révolution numérique était lointaine, impensable. Accéder aux livres prenait des années-lumière pour les obtenir lorsque vous étiez éloigné, habitant au sein d'un petit village, véritable joyau chlorophyllien.
Le monde hexagonal était déjà divisé en deux espaces. Un cœur palpitant, rythmant le « tout », siégeant sur la canopée du savoir, transmissible, protégée et non risquée. Et une savane citoyenne lointaine, à la quotidienneté risquée, non visitée, délaissée dans ses profondeurs abyssales, mal aimée, dévalorisée.

À chacun son entre-soi, passé, présent et futur, lumineux pour une minorité à l'influence pléthorique et cadenassée, et crépusculaire pour une majorité « soumise ». J'aimais entendre Michel Serres s'identifier à un « philosophe-paysan[205] ». Le paysan façonnait à ce moment nos paysages, les protégeait, les embellissait, nous conviait à savourer cette harmonie visuelle, sensorielle et émotionnelle. Voilà pourquoi cette symbiose pastorale représente le sel de ma vie. Malgré cette « société bloquée » à tout jamais établie, il fallait escalader les strates de mon avenir. J'exprime toute ma reconnaissance à mes parents qui m'entrouvrirent les portes pour concrétiser mon projet.

Le choix d'orientation, nous dirions aujourd'hui le post bac fut kafkaïen. Il fallut trancher entre les sciences de l'environnement, la paléontologie, la sociologie, la psychologie. La médecine cristallisait cette mosaïque et cultiva de façon durable l'intérêt suscité par ces différentes disciplines interconnectées. François Kourilsky, directeur du CNRS, disparu en 2014 écrivait : *«* S'il a fallu se spécialiser pour

---

204 Edgar Morin. Mon chemin. Livre Poche, Paris, 2011.
205 Michel Serres. Hominescence. Éd. le Pommier, Paris, 2001.

apprendre, il faut savoir s'ouvrir pour comprendre[206] ». La notion d'interdisciplinarité me colonisait déjà. La connaissance scientifique me contaminait de façon durable. Sa viralité m'avait infecté. La pathologie du savoir représentait avant l'heure ma saine addiction. L'Homme « co-évolue » dans un environnement naturel, dont il est issu depuis ses origines, et social, créé pour harmoniser politiquement, culturellement, son vivre-ensemble.

« La profession de médecin m'aurait plu ; son esprit ne diffère pas essentiellement de celui dans lequel j'ai essayé de prendre mon métier d'empereur. Je me passionnai pour cette science trop proche de nous pour ne pas être incertaine, sujette à l'engouement et à l'erreur, mais rectifiée sans cesse par le contact de l'immédiat et du nu » écrivait Marguerite Yourcenar dans les Mémoires d'Adrien[207].

Mon arrivée dans le hall de l'université de médecine pour ma première année d'étude fut envahie par une vague d'angoisse, d'incertitude face à une horde étudiante mobilisée, vibrionnante, palpitante de désir de connaissance et de succès. S'introduire, courir, parcourir, concourir, réussir, ritualisaient ma quotidienneté.

Nous savions les uns et les autres que l'ascension pour atteindre le Saint-Graal médical était himalayesque. L'accès était ponctué d'étapes validant ou non la poursuite de l'aventure. Motivation, détermination, volonté, exigence, rigueur, passion, nous propulsaient toujours plus haut et plus loin.

La connaissance théorique perfusait en continu nos neurones submergés par le tsunami du savoir incessant, déferlant dans les amphithéâtres chahutés. J'aimais me confiner dans la bibliothèque universitaire qui distillait un silence chirurgical, rassurant, tranchant avec la cacophonie extérieure. Ce temple de la connaissance m'offrait son accompagnement, son soutien, voire sa bénédiction. Mon passage s'identifiait à un rituel sacré s'inscrivant dans ce parcours. L'obtention du concours très sélectif en fin de première année vous assurait la poursuite du

---

206 François Kourisky. Ingénierie de l'interdisciplinarité. Éd. L'Harmattan, Paris, 2002.

207 Marguerite Yourcenar. Mémoires d'Adrien, Éd. Gallimard, Paris, 1974.

voyage. Ce célèbre *numerosus clausus,* subi, imposé, connu du grand public, instauré à cette époque, continue de sévir pour le pire aujourd'hui dans le non-accès aux soins médicaux.

Les deux étapes essentielles se résumaient à l'Externat et l'Internat, créent sous l'égide de Napoléon Bonaparte le 10 février 1802.

Le premier : l'Externat, d'une durée de trois ans, vous donnait le statut *d'apprenti*, accompagné, surveillé. À ce moment la connaissance prenait forme sous la houlette de la pratique passive. Nous rencontrions enfin le patient, moment tant attendu, imaginé, désiré. Cette étape fut déterminante pour le choix de ma future discipline décidée en 4e année de Médecine : la dermatologie. Paul Valéry n'écrivait-il pas : « Ce qu'il y a de plus profond chez l'Homme, c'est la Peau »[208]. La Peau s'identifiait à un livre à ciel ouvert, sur lequel la maladie imprimait ses signes immédiatement visibles, lisibles et traductibles. Cette vaste surface de $2m^2$ fut une révélation et le sésame pour mieux explorer, comprendre, interpréter les maux, les souffrances du patient. Je cultive toujours cette passion.

Le second : l'Internat, fut accessible après un nouveau concours national très sélectif en fin de parcours, vers la sixième année d'étude pour une durée de formation pratique de 4 ou 5 ans, portant ainsi à 11 ans la durée totale des études pour ma spécialité de dermatologue. À ce moment, je devenais un « compagnon », me permettant de valider la spécialité médicale souhaitée. Ce compagnonnage fut essentiel pour notre existentiel et celui des patients. Il révélait l'importance cruciale de connaître, explorer, découvrir les symptômes, la maladie, l'être humain atteint, dans une sphère globale et non compartimentée. Les symptômes exprimés se révélaient au mieux en les interprétant sous un regard holistique. Externe-interne, extérieur-intérieur, surface-profondeur, le dessus-le dessous, le visible-le non visible, le Tout-le Rien, le parcellaire-le global dialoguaient[209].

---

[208] Paul Valéry. L'idée fixe ou deux hommes à la mer. Livre édité par Les Laboratoires Martinet, édition originale, 1932.

[209] Pierre Tal Coat. L'immobilité battante. Éd. L'Atelier contemporain, Strasbourg, 2017.

Enfin, le cocon se fissurait pour laisser forme à la vie professionnelle orchestrée par cette évolution nécessaire, insérée dans le temps long aux antipodes de l'immédiateté contemporaine délétère. La médecine ne se résume pas un « clic » diagnostique ou thérapeutique porté sur un clavier. Nous quittions ce rôle pour celui d'artisan médecin.

Ce temps fut celui de la stratification des connaissances inhérentes à la mécanique humaine, sa physiologie, sa psychologie. Le savoir théorique se combine au « savoir-faire » c'est-à-dire à la pratique. Ils s'entrelacent, ils sont inséparables, ils se questionnent et se répondent. Ils se dessinent dans le granit temporel au gré des rencontres avec les « Patrons ». Certaines personnalités vous fascinent : elles deviennent vos mentors, votre cap, votre but.

Le Pr Pierre Brissot au CHU de Rennes fut un pédagogue talentueux, qui me propulsa sur la planète du savoir, liant théorie et pratique, se souciant du patient, le respectant et l'associant à notre relation binaire — si chère aux groupes Balint à cette époque. Cette période d'externat m'immergea dans l'apprentissage de la médecine académique, clinique, interniste, hippocratique avec et au chevet du malade. Il instillait, rigueur, rationalité, nécessité, diversité, humilité. Mon cœur était hypertrophié par cette passion, carburant vital renouvelable, accessible pour tracer et poursuivre son parcours professionnel. L'humain était auteur et acteur de la partition qu'il avait éditée au sein d'une harmonie collégiale et amicale. La médecine avançait lentement dans les réponses tant souhaitées et attendues — non accompagnée à l'époque par l'armada technologique future qui était en gestation.

Le Pr Alfred Sabbah, Chef du service d'Allergologie et d'Immunologie clinique m'accueillit avec beaucoup d'enthousiasme, de chaleur, de bonté et d'affection. Il fut un des pionniers des avancées immunologiques dans leur compréhension, l'interprétation, le traitement des maladies allergiques émergentes. Je fus très rapidement promu sous sa houlette, acteur de cette épopée. Il m'initia à la notion de Médecine environnementale.

J'ai côtoyé le Pr Marc Larrègue, Chef de service en dermatologie à Poitiers et je l'ai accompagné au tout début de mon internat. Ce fut une rencontre d'exception. Il était à lui seul une bibliothèque universitaire ambulante, craint des orateurs lors des congrès. Il me plongea dans l'océan de la dermatologie pédiatrique, des maladies génétiques et des maladies rares appelées maladies « orphelines ». Pour exemple hier, la maladie des enfants de la lune ne bénéficiait pas des données génétiques actuelles diagnostiques, thérapeutiques et préventives. Sa prise en charge était purement médicale, aujourd'hui les connaissances génétiques proposent un autre devenir.

Madame la Pr Brigitte Dréno, était Cheffe de service de dermatologie du CHU Nantes, je l'ai rencontrée au cours d'un de mes stages d'interne, elle était cheffe de clinique : elle a façonné la dermatologie française en lui confectionnant une étoffe lumineuse, lisible, visible des praticiens et des patients.

Une dermatologie pour tous, pour l'autre, les autres. Sa finalité est d'accompagner le patient en lui proposant les meilleures options thérapeutiques.

Elle dirige une unité de recherche en onco-dermatologie à l'INSERM, et institue de nouveaux protocoles. Elle s'adonne en totalité au patient, à l'étudiant, aux praticiens universitaires et libéraux. Elle tisse des passerelles entre la recherche, les associations de patients et le grand public.

C'est une personnalité solaire, vibrionnant d'idées de recherche, de projets, de solutions. Toujours à l'écoute et accompagnante. Je lui exprime toute ma reconnaissance. Nous continuons toujours à œuvrer conjointement, en symbiose pour assurer le meilleur à nos patients.

Ces personnalités rencontrées en cours de cheminement ont précisé mon cap, distillé un savoir essentiel, insufflé de la conviction et perfusé en continu de l'humilité et de l'humanité. Elles ont cimenté les fondations de mes réflexions, de ma détermination, de ma passion, compassion, compréhension et tolérance. Le temps long de notre formation professionnelle ne s'identifie pas à un clic opéré à tout instant proposant la solution miracle au problème de santé. Elle se situe aux antipodes de l'instantanéité contemporaine, virale, contaminante, déstabilisante, inopérante, virtuelle. La médecine contribue à découvrir, comprendre la nature labyrinthique humaine. Le Pr Maxime Laignel-Lavastine (1875-1953) n'avait-il pas inscrit dans l'introduction de sa préface de l'Histoire générale de la médecine : « La réserve et le doute doivent être les conseillers ordinaires du médecin, et l'on ne saurait démontrer les ravages causés dans l'ordre scientifique par le consentement de la médecine à l'enthousiasme et à la mode[210] ».

Révolution scientifique

« Si nous laissons éclater une querelle entre le passé et le présent, nous découvrirons que nous avons perdu l'avenir »

ainsi s'exprimait Winston Churchill

La médecine est une discipline bâtie sur des siècles de savoirs empiriques, théoriques, pratiques, techniques, scientifiques colligés dans des ouvrages, mémorisés dans les esprits, numérisés, « cloudés », transmis aux générations suivantes. Cette connaissance n'a eu de cesse de progresser, d'évoluer, de s'adapter, d'apprendre, d'entreprendre, de comprendre, de défendre. Elle a le souci de tendre vers une méthode universelle reproductible, lisible, visible, transmissible. Son but est d'atteindre l'absolu, l'impossible, l'essentiel pour l'existentiel de l'Être humain.

La dermatologie en est le reflet. Elle a existé en tant que spécialité médicale dès lors qu'elle s'est « institutionnalisée » en créant de nombreuses sociétés savantes comme la société française de dermatologie, les fédérations d'enseignement, les sous-disciplines comme la société française des sciences humaines autour de la peau et bien d'autres.

La dermatologie moderne serait née à la fin du XVIIIe siècle en Europe, l'hôpital Saint Louis fut consacré dès 1801 aux maladies de la peau, le plus souvent traitées par les chirurgiens à cette époque. L'école de Paris est née du mouvement post-

[210] M.Laignel-Lavastine (sous la direction). Histoire générale de la médecine, de la pharmacie, de l'art dentaire et de l'art vétérinaire. Éd. Albin Michel, Paris, 1936-1949.

révolutionnaire qui encadra, organisa l'apprentissage méthodique des sciences médicales[211].

Les innovations exploratrices diagnostiques se multiplièrent avec la mise en place de l'anatomie-pathologie identifiant le type cellulaire générateur de l'anomalie clinique, le microscope électronique s'immisçant dans l'intimité cellulaire pour mieux l'identifier, le séquençage génétique autopsiant le cœur de notre ADN, thérapeutique et prédictif. L'imagerie se développa avec l'échographie permettant d'apprécier la taille des lésions. Il en est de même pour le scanner, la tomodensitométrie, le tep-sann, la dermoscopie, la microscopie confocale, le dispositif médical *deepLive* permettant une pénétration et résolution cellulaire en 3D, véritable exploration non invasive de pointe créée par une start-up française (DAMAE) pour un diagnostic précoce des cancers de la peau.

La biologie a contribué au défrichage de la pathologie en devançant, ou en accompagnant, cette panoplie de découvertes techniques physiques et optiques.

La particularité de notre époque est la célérité des découvertes, de la mise en place de l'ensemble de leurs applications pour optimiser la prise en charge diagnostique et thérapeutique du patient.

La participation humaine du médecin doit se redéfinir, se reconfigurer, trouver sa nouvelle place au sein de cette métamorphose éditée dans une « turbo-chronologie » imposant une mise à jour permanente en symbiose avec ce nouveau paradigme.

La médecine exprime un visage à deux faces : numérique et génomique. Son identité se déshumanise, se digitalise, mais pointe le cap sur l'excellence pour le patient. Le praticien sera-t-il un manuel du digital ? Sera-t-il soumis à la tyrannie des algorithmes tant pour son orientation diagnostique que ses propositions thérapeutiques ? Son patrimoine neuronal lui permettra-t-il d'intégrer, de mémoriser, de reproduire les millions, les milliards de données soigneusement glissées dans le cœur des réacteurs du Temple de la nouvelle connaissance ? Sera-t-il pris en étau entre ce numérique himalayesque et le

---

[211] Daniel Wallach, Gérard Tilles. La Dermatologie en France, Éd. Privat, Toulouse, 2002.

patient déjà addict aux objets connectés dédiés à la santé ? Ne sera-t-il pas en porte-à-faux entre une formation conventionnelle, académique, monolithique, verticale et un patient repu de connaissances numériques devenues hégémoniques, formatées, éditant une nouvelle bible divinisant l'immortalité potentielle du patient « branché », nouveau credo et eldorado de la recherche de Google via sa filiale Verily. La Guerre des Intelligences fait rage, Intelligence Artificielle versus Intelligence Humaine écrirait le Dr Laurent Alexandre[212] auteur de ce passionnant essai publié chez JC Lattès. La Science prend-elle la main sur l'Humain ?

Le patient évolue au cœur de ces nouvelles données scientifiques vibrionnantes, changeantes, diffusées sur les moteurs de recherche sur Internet, venant ainsi troubler sa réflexion sur sa santé, sa maladie, son traitement, ainsi que son rapport à la médecine.

Le savoir, ses nouvelles formes d'accès, la multiplicité des interlocuteurs, la difficulté d'en faire la synthèse sous le feu des propos multipliés, séduisants, confus, opposés, décriés, exposés, injectent un sentiment de défiance par rapport au but initial proposé. La crise sanitaire inédite liée au COVID 19 en est l'exemple le plus récent. Elle a exprimé cette confusion, cette cacophonie médiatico-politique, scientifico-médicale où régnait un débat délétère face à un combat mortifère. La guerre des chapelles de la connaissance flambait sur les écrans pris d'assaut. Les mégalomanies se combattaient. Le virus envahissait les lieux et sévissait.

La médecine doit s'approprier ce nouveau moyen de savoir sans subir la loi des algorithmes des gourous du numérique. Le médecin doit revêtir le costume d'acteur, et non de spectateur passif face à cette programmation innovatrice inéluctable et sans cesse reproductible depuis nos origines. Nous avons vécu des situations similaires lorsque la connaissance médicale fut diffusée par la révolution de l'imprimerie. Un savoir intimiste demeurait à l'époque la propriété d'initiés, le retranscrivant en le calligraphiant sous la houlette du talent monacal de l'époque. Aujourd'hui il est accessible, démultiplié, diffusé. Il nous faut le

[212] Laurent Alexandre. La guerre des intelligences, Éd. JC Lattès, Paris, 2017.

cadrer, l'ordonner, le décrypter, le traduire, le partager, le confier pour le comprendre et le rendre efficient pour tous.

Nous ne pouvons avancer collectivement que dans une démarche collaborative adaptée selon son rôle, sa place, en harmonie avec notre mission de départ à savoir : le souci du patient. Cette conception passe par la confiance mutuelle, élément ô combien exprimé par les patients interviewés pour ce travail d'écriture. La connaissance numérique ne peut d'un clic atomiser une connaissance établie dans un temps long du passé, façonnée par le présent et préparant le futur scientifique. Le Tout est médié par la nécessité de cultiver cette relation trinaire entre hier, aujourd'hui et demain.

Le médecin offre, propose, compose, oppose avec rigueur, conviction, passion, compassion, éthique, bienveillance son intervention. Il opère en symbiose et sous l'influence subjective de ses origines, de son histoire, de sa richesse culturelle, de ses connaissances extra-scientifiques, des liens interdisciplinaires tissés et satellites de la planète médicale. Paul Valéry fut le chantre de cette mouvance dans les années 1930 convoquant des Mallarmé, des Henri Mondor, ou bien avant avec Degas, distribuant ainsi un regard panoramique global sur le Monde. Ces liens pluriels cimentaient les temples de la parole et sculptaient un édifice intellectuel visible, exposant en façade ses valeurs lisibles. Aujourd'hui fragilisé, fissuré en cours de destruction, ce temple du savoir s'effrite sous la houlette de « l'esprit décideur » dirait Paul Valéry.

Temps philosophique

La science, les sciences dures accompagnent, renforcent, organisent la chorégraphie médicale donnant spectacle dans les hôpitaux, les centres médicaux de ville. La science est actrice, le praticien se doit de cultiver et de maintenir son rôle d'auteur. La science sans conscience diluera toute efficience.

La turbo-accélération des découvertes dans le domaine des techniques exploratrices in situ, des recherches biologiques in vivo, l'arrivée des thérapeutiques ciblées et personnalisées témoignent de la présence salvatrice scientifique. Présence vitale. Cette vitalité ne s'illuminera qu'en célébrant la relation binaire médecin-patient.

Science et humanisme se concilient avec Beauté et Bonté.

La médecine ne s'identifie pas seulement à une salle d'exposition d'un arsenal technologique. Elle est avant tout une rencontre, un échange, une interaction humaine avec le patient.

Écologie médicale comportementale

« l'ingéniosité humaine est une ressource illimitée »

Navi Radjou

« Tout est politique », écrivait Napoléon. La Médecine n'est-elle pas politique ? Notre système contemporain de santé n'est-il pas soumis à l'influence des choix décisionnels opérés par des éminences grises décalées de la quotidienneté des patients ; organisation produite dans les laboratoires de la canopée opérationnelle protégée, loin de la savane citoyenne risquée. Pour la première fois de son Histoire, la médecine est en état de souffrance, malade des décisions inadaptées depuis des décennies. Le médecin se doit de choisir individuellement ou collégialement la solution thérapeutique réfléchie, synthétique, personnalisée, ciblée afin d'optimiser le résultat final de son patient.

Le politicien privilégie son rôle de tacticien des stratégies, plutôt que celui de praticien pour assurer une prise en charge rationnelle durable du citoyen. Le politique opère à chaud, dans l'immédiateté en proposant une thérapeutique « court-termiste ». Le médecin collecte les éléments du diagnostic, institue seul ou collégialement le protocole adapté au patient en programmant un suivi durable et prolongé au sein d'une relation interactive. Aujourd'hui, toutes les sphères des différents métiers satellites de la maladie sont touchées, atteintes par l'absence d'anticipation politique concernant la planète Santé.

Nous assistons à un effondrement de la démographie médicale, la non-fabrique de médecins générée par un *numerosus clausus* ancestral, célèbre et délétère, une réorganisation du choix de la pratique chez les jeunes diplômés, une augmentation de la population et de sa diversité, une

« maturescence » au potentiel extensif, une longévité à son acmé, de nouvelles pathologies, des innovations technologiques, biologiques et thérapeutiques. Cette litanie nous plonge dans l'obscurité future, éteignant les chemins de l'accès aux soins, et conduira le patient sur les pistes des déserts médicaux. Le politique se doit de convoquer les algorithmes pour recueillir et traiter les éléments démographiques, sociologiques, professionnels, psychologiques, environnementaux, afin d'éditer des propositions, des solutions en osmose avec les praticiens et en faveur des patients. Il me paraît de bon aloi de se réapproprier l'esprit décisionnel pour sculpter un nouveau paysage médical façonné désormais par les artisans de la Médecine. La Médecine n'est pas chose administrative. Elle est opérationnelle. La quotidienneté s'érige en théâtre de la « vraie vie ». Vie stressée, pressée, électrisée, compressée, maltraitée, dévitalisée, insensée, oubliée, numérisée, dé-connectée, calibrée, séparée, mal-traitée, usée, fichée, nappée d'anxiété, donc addictogène. Le patient s'inscrit dans une parenthèse temporelle accélérée[213], imposée, source de mal-être s'immisçant au sein de tous les étages de sa vie. Ce modèle nous impacte tous, comme une pandémie et relève d'une prise en charge psychologique collective, loin de toute innovation scientifique. Ici, l'humanisme insufflé par un praticien à l'écoute, non touché par un déficit sensoriel atténuera la douleur de la Vie. Il voit la réalité aliénante, entend les maux exprimés, reste au contact du sujet atteint, lui redonne le goût de la vie, sent l'effondrement se profiler. Il est le médicament de l'âme fissurée. Les Mots soignent[214]. Lire l'autre devient thérapeutique[215].

« La Santé ne concerne pas seulement la gouvernance thérapeutique standardisée, mais surtout la mise en place d'une stratégie anticipatrice à la maladie en initiant un respect symbiotique entre milieu naturel, organique et artificiel. Chacun de nous doit devenir un acteur potentiel, responsable, informé,

---

[213] Paul Virilio. Le Grand Accélérateur. Éd. Galilée, Paris, 2010.

[214] Régine Detambel. Les Livres prennent soin de Nous. Collection Babel, Éd. Actes Sud, Arles, 2017.

[215] Marc-Alain Ouaknin. Bibliothérapie, lire c'est guérir. Éd. du Seuil, Paris, 1994.

anticipateur, afin de tout mettre en œuvre pour éviter et limiter la survenue de toute maladie. L'heure est à proposer au patient d'avoir le souci de soi en introduisant la notion que je propose sous le terme de "l'écologie médicale comportementale", concept qui peut représenter la pierre d'achoppement des idées à venir sur la thématique de la prévention. La prévention est un véritable enjeu individuel et public. Elle doit relever d'une pédagogie collective transdisciplinaire associant les professionnels de santé, l'école en général, les patients, les institutionnels et les médias. Le médecin devient l'artisan anticipateur de toute faille organique et psychologique par souci de son patient. C'est une combinaison engagée et coordonnée des différents acteurs qui sera l'assurance de la réussite et de la pertinence de cet enjeu[216] ».

Dialogue autour de l'Art

La Vie est une œuvre d'Art. L'Homme cultive l'Art. La Médecine produit-elle de l'Art ? Mon portrait réalisé ci-dessus dessine le médecin plutôt sous le visage d'un artisan de la santé. Les propos exprimés et recueillis auprès des patients m'ont orienté vers une observation liftée en abordant ici la notion d'art dans toute sa diversité.

La peau, interface interactive s'est substituée à toute surface d'expression artistique et devient aujourd'hui matériau d'expression, sujet et objet vivant, galerie d'art. J'ai édité en 2020 un essai transdisciplinaire et collégial intitulé : La Peau, une œuvre d'Art en Soi(e) chez Donjon Éditions qui dessine ce nouveau visage de l'identité corporelle[217]. Ce livre propose des interprétations interdisciplinaires autour de la peau.

La condition humaine s'inscrit dans une linéarité figée, sous influence rythmée par une succession chronologique imprimée dans notre génome ancestral, à savoir : naître, paraître, disparaître, renaître, ré-apparaître. Au niveau médical, le corps est montré, exposé, vu, observé, touché, exploré, discuté,

---

[216] Patrick Moureaux, Jean-Marc Bonnet-Bidaud, Alain Froment, Aymeric Petit. Le Soleil dans la Peau. Éd. Robert Laffont, Paris, 2012.

[217] Patrick Moureaux. La Peau, une Oeuvre d'Art en Soi(e). Éd. Donjon, Vannes, 2020.

transformé, restauré comme objet d'étude. Nos rencontres médicales tenues dans les plus grands palais des congrès régionaux, nationaux et mondiaux peuvent être l'effet miroir des grandes expositions culturelles dans les musées, les palais les plus prestigieux. Le corps est célébré, les PowerPoint valsent, tissent de véritables toiles méticuleusement dessinées par le fabuleux clic d'un clavier d'ordinateur. La Dermatologie est une discipline médicale en raison du caractère superficiel de la Peau, vaste surface, tunique unique de $2m^2$ interactive, en relation directe, immédiate avec le Monde. Le Musée des moulages hébergé au sein de l'hôpital Saint Louis à Paris est atypique et inédit. Il fut inauguré le 5 août 1889, coïncidant avec le premier congrès international de dermatologie durant l'Exposition Universelle. Les moulages en cire au nombre de 4807 représentent des empreintes des dermatoses flamboyantes, et se révélèrent une source pédagogique moderne en 3 D.

Au cœur de ce lieu magique, étudiants en Médecine et aux Beaux-Arts se croisaient, échangeaient, s'interpellaient, cultivaient la passion transdisciplinaire. Médecins et Artistes œuvraient en symbiose.

Nos maîtres les plus célèbres mettaient en scène les premières opérations dans des amphithéâtres à l'image d'une représentation théâtrale, où se pressaient des spectateurs avides, des élèves comme dans le tableau de Rembrandt représentant « le Dr Tulp et des apprentis en 1632[218] », des artistes peintres afin de saisir l'instant qui se fondra dans les abysses du temps historique et artistique. La toile imprimait l'évènement pour la postérité.

Je reviens à la Peau, étoffe unique, d'une majestueuse surface, véritable magie de la vie. Cet organe est assimilable à une œuvre d'art du fait de ses caractéristiques inédites : structure anatomique lamellaire, organisation biologique, mécanique physiologique. Ses composants dermiques tubulaires, fibrillaires, entrelacements sont assimilables à de microscopiques musées Beaubourg.

---

[218] Rembrandt. Leçon d'anatomie du Dr Tulp. 1632. Huile sur toile. 169,5 x 216,5. Mauritshuis, La Haye.

Nous vivons le siècle de la dictature de la Beauté régnant sur le monde sous la forme d'une pandémie de l'esthétisme contagieux.

Notre Peau est aujourd'hui plongée dans la nébuleuse de l'hypermarché du paraître, devenue ainsi « dépendante » du pouvoir planétaire de l'apparence, où il est impératif d'exprimer un visage jeune, pétillant et de façon durable.

L'épiderme est un spectacle permanent, vivant, mais éphémère. La Peau serait l'actrice éternelle, la mise en scène serait réalisée par un public exigeant. Nous sommes captifs de ce « format esthétique occidental ». Nous évoluons dans une dynamique discriminatoire du « paraître ». Le regard collectif valide ces différentes composantes, les influence, les pérennise et les diffuse en favorisant ces attitudes excessives et soumises.

Jean-François Amadieu, sociologue du travail, auteur de « La société du paraître » chez Odile Jacob[219] définit les entretiens d'embauche des cadres comme de véritables concours de beauté, où l'apparence serait discriminatoire ou pas. Les éléments intervenant sont : la minceur et la beauté du visage. Ces critères sont vérifiés sur les réseaux sociaux.

La viralité médiatique va instiller un mimétisme esthétique académique, occidental, planétaire, absolu, devenant ainsi l'unique référence.

La Peau est le reflet instantané de notre essence même, de nos origines, de notre affect, de notre bonheur, de nos tourments, de nos influences et de nos comportements. Elle code, reçoit, émet, et se connecte à son biotope sociétal contemporain. « L'individu est une unité, indissociable du corps en interaction avec le monde (milieu culturel, social, familial, historique, etc.) qui le contient » selon les termes de Michel Onfray. La peau se métamorphose en théâtre de l'expression de notre émotionnel. Elle est une œuvre d'Art en Soi(e)[220].

« Une vraie beauté ne saurait être un état figé perpétuellement dans sa fixité » François Cheng[221].

---

219 Jean-François Amadieu. La société du paraître. Éd. Odile Jacob, Paris, 2016.

220 Patrick Moureaux. La Peau, une Oeuvre d'Art en Soi(e). *Ibid*

221 François Cheng. Cinq méditations sur la beauté. Nouvelle édition. Éd. Albin Michel, Paris, 2017.

Pour autant, cela ne fait pas du médecin-dermatologue un artiste. Il est certes manuel, habile, opérant avec un toucher de maître l'épiderme pour le lire, l'interpréter, le décoder, le réparer, le restaurer, le combler, le botoxer, le lifter, le re-sculpter, le magnifier. Il produit, re-construit, ré-écrit un palimpseste corporel à l'image de la touche d'un architecte sur un bâtiment.

La question reste posée : la Médecine est-elle Art ? Elle s'en approche, accompagne, témoigne de cette conception esthétique du corps intimement liée à la sensibilité humaine essentielle pour l'existentiel du praticien et du patient. Elle est émotion, sensation, intuition, raison, protocolaire, académique, monolithique. Elle exprime un visage aux antipodes de l'Art détricotant, le formel, le rationnel, le conventionnel. La frontière n'est pas chirurgicale, tranchée. Elle se traverse en harmonie entre ces deux disciplines. Le contexte complexe rend annexe la quotidienneté pour voguer sur une transcendance convoquant la Beauté de l'Être.

Certes, des médecins quittent leur chemin initialement choisi pour tracer une nouvelle direction en s'éloignant de la médecine pour le monde de l'Art : écriture, peinture, sculpture, musique, design. Probablement la médecine ne leur offrait pas une plateforme créative sur laquelle l'Art se révélait. La Médecine, le corps, se métamorphosent en matériau, deviennent des sujets inspirant l'Art pour devenir des sujets d'exposition grand public. L'être humain se réapproprie son corps, son enveloppe, sa surface. Il peut écrire sur cette tunique pour la rendre unique. La peau est ornée de formes, de textes, monochromes ou polychromes, limités ou diffus. Le tatouage représente une lecture à ciel ouvert de son intériorité, invitant le regard passant à prendre le chemin labyrinthique de la complexité humaine. Des artistes comme Orlan, plasticienne, peintre, se proposent de redéfinir, de réinventer l'être humain délesté de ses contraintes de son grand récit, de son inné, donc du poids de son ADN.

« La vraie beauté est celle qui va dans le sens de la Voie, étant entendu que la Voie, est autre que l'irrésistible marche vers la vie ouverte, autrement dit un principe de vie qui maintient ouvertes toutes ses promesses », écrit François Cheng dans son essai intitulé : Cinq méditations sur la beauté[222].

Paroles de patients et d'amis

J'ai souhaité recueillir les réflexions d'amis et de patients en leur proposant de dialoguer autour de cette question.

André Laurenti*, Artiste Peintre et Maître verrier, Glass - Week Venise 2019*

« L'Art de guérir… soigner… le corps malade… saisir, sentir, ressentir la physiologie fatiguée, cristallisée. Lui rendre sa souplesse initiale. Caresser l'âme du corps, son énergie, celle de tous ses tissus et ses organes. Être un magicien…. deviner, soupçonner les fluides essentiels de la vie.

Nourri de toutes les connaissances pour mieux s'en distancier… Il doit parler, échanger avec l'autre, le patient. Lui donner le courage et le rêve de la guérison. Les molécules chimiques sont bien là… innombrables… sans cesse renouvelées… délivrées par le professeur, le spécialiste, le médecin. Les outils du médecin sont sans fin… Le corps se résume à des chiffres, des seuils, des images analysées… les remèdes et les thérapies rudes sont déjà trouvés.

Que le médecin, guérisseur, se rapproche de la peau, de la membrane… qu'il la caresse… effleure les organes…. Un peu de magie et de lumière pour alléger le sort de l'humain »

Guillaume Boscher, *Client Partner, Entertainment & Media France chez Facebook*

« Quiconque exerce cette discipline aujourd'hui est l'héritier d'une galaxie de savoirs et de pratiques. Comme l'artiste, le médecin bâtit sur des siècles d'acquis techniques et cliniques pour poursuivre ce long chemin vers la connaissance. Comme l'artiste, le médecin est libre : libre de tester, libre d'expérimenter, libre d'apprendre, libre de douter, libre de

[222] François Cheng. Cinq méditations sur la beauté. Livre de Poche, Paris, 2011.

remettre en question les acquis du passé et de proposer des voies alternatives à la compréhension du monde. La médecine dépasse la science dure lorsqu'elle relève du talent et de l'habileté unique du praticien qui exerce et qui, du bout de ses doigts, défie la nature et la transcende (la sublime ?). Il peut réaliser l'impossible pour donner la vie, la soulager ou la sauver. Bien au-delà du savoir, la médecine suppose un art de la maîtrise, du savoir-faire. Comme chez les artistes et les artisans, cette maîtrise de la discipline distingue le bon médecin des autres, et met en lumière l'une des plus belles dispositions de la nature : le don. La médecine pourrait donc être cet art qui confère au médecin le talent et le génie, une qualité que l'on considère comme innée, naturelle et qui élève ce dernier. Autrement dit, la médecine serait ce parachèvement de l'être, doué d'un talent unique de comprendre, analyser et soigner les corps. Le Médecin pose une main sur l'Homme et sur le monde au même titre que l'Artiste. Tous deux mettent leurs dons au service de la société et dessinent les aspirations prochaines de notre civilisation ».

Aurélie Palud Écrivaine, *Docteure en Littérature moderne, co-auteure de L'étonnant pouvoir du Soleil chez Éditions du Palio 2016, et Le fabuleux destin de la main chez Donjon Éditions 2019*

« Qu'elle soit art ou science, la médecine relèverait d'un domaine d'initiés, d'une communauté d'experts. Se pose peut-être la question du public face à cet art ou cette science. Si la prétention à reprendre le contrôle de son corps est légitime, dans quelle mesure peut-on laisser le public accéder à ces domaines ? Quelles voies pour qu'il accède de façon pertinente aux savoirs ou aux techniques de la médecine ? Mais comment faire entendre que les savoirs ne rendent pas experts, de même que la connaissance de l'histoire de l'art ne fait pas du tout-venant un artiste »

Marine Moureaux, *Ingénieure - Marketing, diplômée SciencesPo, Écrivaine, co-auteure de 2 essais dont : Le fabuleux destin de la main chez Donjon Éditions 2019 et La*

Peau, une Oeuvre d'Art en Soi(e) chez Donjon Éditions 2020, Prix Littré-Suzanne Rafflé de Chevaniel 2020

« Tout art naît d'une science, c'est-à-dire, d'une interrogation, d'une analyse. C'est une idée qui prend forme à partir de certaines techniques et de matériaux plus ou moins sophistiqués.

La médecine, je la conçois comme une mission qui aurait pour but de résoudre des problématiques encadrées et connues. Elle doit aussi s'atteler à la recherche et à des sujets encore peu exploités ou peu maîtrisés. Lorsqu'elle est dans sa zone maîtrisée, le processus peut s'apparenter à une chorégraphie mainte fois répétée par le praticien. Cependant, quand elle est encore novatrice, et indéchiffrable, alors les chercheurs de ce domaine doivent s'aventurer sur plusieurs pistes et faire preuve d'invention, pour apporter in fine une solution salvatrice. Les mathématiques par exemple requièrent une grande créativité pour pouvoir envisager plusieurs chemins et parvenir au résultat.

Toute cette émulation, cette réflexion, cette inspiration s'apparente donc bien à de l'art. Donc, doublement scientifique. La médecine traditionnelle appliquée fait dans la majorité des cas intervenir le praticien et le patient. Le praticien apporte des arguments d'autorité de par sa crédibilité dans le domaine scientifique, et le patient se tient à l'écoute pour bénéficier au maximum des conseils prescrits. Ces deux figures peuvent faire penser à un lien entre un metteur en scène et son acteur, à un maître verrier et son élève, car l'un a la connaissance qu'est venu solliciter l'autre. Une relation s'installe entre ces deux parties, portée sur un schéma empathique et voué à la répétition pour que le patient se porte au mieux.

La médecine serait alors pour conclure d'abord science, puis art ».

Dr Yves Boscher, *Chirurgien orthopédiste*

« Mais si la médecine est bien une science fondamentale, elle se doit d'être un Art dans son exercice quotidien, nécessitant la maîtrise du savoir emmagasiné pendant les études et remis à jour régulièrement. Cet art doit respecter ce qui relève de la démarche scientifique cartésienne, s'appuyer sur une analyse précise des symptômes et des besoins du patient, solliciter l'appui raisonné des examens paracliniques pour prendre enfin une décision thérapeutique pertinente. L'ensemble de la démarche prend en compte le terrain du patient, son environnement, son milieu socio-professionnel et sociétal. La relation du médecin et de son patient doit être privilégiée, bâtie sur l'écoute attentive et la confiance. La médecine n'est pas l'application de recettes, mais une proposition éclairée de soins dans laquelle le patient doit être partie prenante. On assiste depuis quelque temps à une double dérive : celle de médecins trop pressés, oubliant la dimension d'écoute du patient et devenus des médecins trop techniciens ou technicisés à l'excès et celle de patients devenus consommateurs à l'excès d'un médecin perçu comme un simple prescripteur. Il est impératif de retrouver l'écoute d'un côté comme de l'autre. Il faut "faire Médecine" ensemble. La Médecine doit rester un Art, si on veut en garder son sens, au service de L'Homme, reposant sur une relation unique, intime entre le médecin et le patient, même et surtout, si on est amené à utiliser des techniques sophistiquées. La technique n'est rien sans l'art de s'en servir ».

***Capucine Le Gal**, étudiante en Médecine 4e année à Nantes*

« La Médecine, la Science, et l'Art sont trois domaines de création, d'innovation, source d'inspiration et de passion. Mais qu'est-ce qui unit la Médecine et la Science à l'Art ? Peut-on nommer l'étude du corps humain comme Art ? Ou encore les Anatomistes ne sont-ils pas les Artistes du corps humain ? Léonard de Vinci a été le précurseur de cette interconnexion. Il est l'auteur auquel je me suis référé dans cette trop courte écriture ».

K.M-L. Patiente

« L'essentiel pour moi, c'est de ressentir cette interactivité avec le médecin. L'écoute, la compréhension, la compétence demeurent les éléments majeurs pour créer un climat de confiance permettant ainsi une osmose et une meilleure compliance ».

L.M. Patiente

« À la naissance, la Nature crée sa première œuvre d'art. Le temps qui passe, la vie tout simplement, reprend peu à peu la Beauté qu'elle a donnée. Et là le médecin intervient. Quelquefois par petites touches, quelquefois par une plus grande restauration, et toujours pour réparer le corps et l'âme de ceux qui doutent. À cet Art imposé par l'esthétisme, s'ajoute une technique parfaite et sans faille, car ces œuvres n'admettent aucune erreur, leur matière étant vivante et unique. C'est pourquoi, pour moi, en effet la Médecine est un Art, à part entière ».

Final des divagations valériennes

Écrire, c'est s'ouvrir, c'est offrir. Lire c'est partir. Julien Green disait : « Un livre est une fenêtre ouverte par laquelle on s'évade ». Les mots soignent. Les livres sont thérapeutiques.
Produire ce travail d'écriture m'a plongé dans le labyrinthe de mes souvenirs, la bibliothèque de mes auteurs préférés, le salon des réflexions sur les pas de Paul Valéry divaguant sur les bords de la Méditerranée avec un ami médecin.

Leur échange était vibrionnant, fougueux, lumineux, éclectique, novateur, créatif, osé, révélateur, neuronalement riche.

Cet essai collégial vous a invité sur ce chemin pour parcourir le paysage médical changeant au fil des saisons de l'évolution sociétale et scientifique.

« La médecine est, depuis le fond des âges, une lutte préméditée contre la mort. Soins, compétences, technologie : ce triptyque a peu changé tout au long de l'histoire humaine, qui se présente comme un continuum avec des phases d'accélération et de décélération[223] », écrit Nicolas Bouzou dans Homo Sanitas publié chez XO.

---

[223] Nicolas Bouzou. Homo Sanitas. Histoire et avenir de la Santé, Éd. X0, Paris, 2021.

La médecine reflète l'organisation d'une société à un moment historique donné, étudié. Le nôtre expose un consumérisme mondialisé himalayesque, tyrannique englobant aussi en son sein la médecine transformée en produit marchand.

Elle se doit de cultiver son indépendance, son libre choix, demeurer un moyen et non s'ériger en fin. Les sciences dures, humaines accompagneront ses métamorphoses convoquées par l'évolution de notre biotope. Temps accéléré n'offrant pas égalitairement un accès numérique à la médecine. Mais ce n'est pas la seule vision, là encore ce ressenti s'exprime sous influence contemporaine.

Une médecine humaniste passe par le traitement du déficit sensoriel acquis du politique tacticien, qui n'entend pas la douleur rugir, ne voit pas la souffrance endémique, ne ressent pas cette condition non-humaine, ne donne pas le goût à la vie, et loin de tout contact humain.

Devenons patients, médecins acteurs et non-figurants du scénario de l'œuvre médicale que nous souhaitons les uns et les autres éditer.

Nous progressons dans un quotidien stressant, harassant, terrassant, vampirisant, déprimant, anxiogène, donc addictogène. Prônons une consommation médicale frugale, adaptée, habillée du costume scientifique, mais demeurant humaniste. Concilions « le bon et le beau », dirait Thibaut Ruggeri, cuisinier. Préférons la « puissance de la modération » numérique ou « la sobriété heureuse » dirait Pierre Rabhi, paysan philosophe. Cette dynamique saupoudrera le sel de la vie.

Nous avons tous et toujours les cartes en mains pour redistribuer le jeu.

Dédicace

Je dédie ce texte à Ghislaine, mon épouse. Elle m'a sculpté Dermatologue de toute son énergie.

Patrick MOUREAUX est Médecin–Écrivain, Dermatologue, Praticien Libéral à Vannes en Bretagne Sud, Membre du cercle des Médecins-Écrivains : le GEM, Secrétaire de la Société Française des Sciences Humaines sur la peau, Expert Peau et Addictions pour Sos-Addictions.org, Membre du Réseau Mélanome Ouest. Son travail combine anthropologie et sociologie afin de proposer un autre regard sur nos comportements sanitaires, d'aborder notre filiation originelle avec le monde vivant pluriel. Cette quête prend toute sa densité dans le tissage transdisciplinaire réalisé avec une foultitude de disciplines satellites et complémentaires, offrant ainsi une lecture globale des différentes thématiques traitées. Il est auteur de : *Le Soleil dans la Peau* (Éds Robert Laffont, 2012), *Alors Osons !* (Éds Amalthée, 2012), *L'étonnant pouvoir du Soleil* (Éds du Palio, 2016), *SciencesPeau et Pe@ulithique* (Donjon Éds, 2018), *Le Fabuleux Destin de la Main* (Donjon Éds, 2019), *Des Arbres et des Hommes* (Donjon Éds, 2020), *La Peau, une œuvre d'Art en Soi(e)* (Donjon Éds 2020), Prix Littéraire Littré-Suzanne Rafflé de Chevaniel 2020 de L'essai Collégial.

Jamais l'intuition ne suffit. La médecine entre art et science, des commencements à la médecine factuelle

Jean-Claude Dupont

Le dilemme « médecine, art ou science ? » possède une longue histoire, renouvelée par l'apparition de la médecine dite « factuelle » (ou Evidence-Based Medicine, EBM). C'est en partie au nom de ce que la médecine serait « un art » autant qu'une science que les principes de l'EBM, présentée aujourd'hui comme un paradigme dominant en médecine, sont contestés. Le propos est ici de traiter de l'émergence de l'EBM, mise en contexte et sous-tendue par un questionnement double : Quels sont les éléments de continuité et de rupture engendrés dans l'histoire de la médecine par cette nouvelle pratique, notamment avec la conception « traditionnelle » de la médecine considérée avant tout comme un « art » ? Quel sens a pris aujourd'hui le dilemme « médecine art ou science ? » avec les débats autour de l'EBM ?

La médecine comme « art »

Une idée antique

L'idée de la médecine comme art a été théorisée par les médecins et philosophes de l'Antiquité grecque. Depuis la tradition hippocratique, l'art du médecin (*iatros*) est une science pratique, un savoir-faire éclairé (*praktike technè*), par opposition à la spéculation et au savoir contemplatif, autrement dit une connaissance théorique accompagnée de savoir pratique. Elle se distingue en cela de la magie (approche non rationnelle), de l'empirisme pur (application de recettes, simple pratique) (*empeireia*), et du savoir théorique sur la nature de l'homme (*epistémè*). Ce découpage de la connaissance (*logos*) est précisé par la philosophie. Tandis que Platon fait de la médecine une discipline rationnelle destinée à rendre compte de la nature et le modèle de tous les arts, Aristote parle d'elle comme d'une activité humaine finalisée, non spontanée comme l'activité naturelle, mais qui s'ajoute à elle. Ce type d'activité selon lui se décline en *poeïsis*, qui vise la production de quelque chose, *technè*, savoir-faire qui vise l'adéquation des moyens aux fins et se soustrait à la réflexion fondamentale, et *praxis*, qui ne produit aucune œuvre distincte de l'agent, mais constitue sa propre fin. L'activité du médecin n'est pas celle, poïétique, de l'artiste qui produirait une œuvre d'art[224], c'est avant tout un art au sens de savoir-faire pratique, à la fois *technè* et *praxis* dont la fin est la santé et qui s'exerce dans la relation à l'autre. La médecine ne se dit pas encore « pathologie », savoir des maladies, et n'intègre pas les suffixes marqueurs de science (*nomos, metron, logos*), mais renvoie à l'idée de soin, de médiation entre la maladie et la santé et au rétablissement de l'ordre par l'usage prudent de remèdes[225].

Prudence, sens clinique et conjecture

La dimension de la médecine comme *praxis* exige en effet cette prudence (*phronesis*), vertu requise pour des décisions prises dans des situations singulières sur les plans diagnostique et thérapeutique. Le *iatro*s des Grecs ou le *medicus* des Latins n'est pas détenteur que de la *technè*, mais aussi de cet art du jugement réfléchi sur la détermination de la finalité de l'action médicale dans chaque situation particulière. Il y aurait autant de maladies que de malades puisque chaque individu est singulier. Concept aristotélicien à l'origine, la *phronesis* est devenue, au-

---

[224] Même si elle s'en rapproche dans la mesure où elle doit être à chaque fois créatrice selon la singularité des cas. Sur le long cheminement de la médecine au voisinage des pratiques artistiques, voir Cherici C. & J.- C. Dupont J-.C. L'anatomie sans les arts ? Le corps en images à l'époque moderne (XVIIe-XVIIe siècles). Éd. Hermann, Paris, 2019.

[225] La médecine grecque est hétérogène, et pour certains, les compétences du médecin doivent être aussi rhétoriques et philosophiques. Sur la médecine grecque et son évolution, voir Nutton, V. La médecine antique. Éd. Les Belles Lettres, Paris, 2016 ; ainsi que les trois premiers chapitres de Grmek, M. (Ed.) Histoire de la pensée médicale en occident (Vol. 1. Antiquité et Moyen Âge). Éd. Seuil, Paris, 1995. Sur la médecine grecque comme technè et ses relations avec la philosophie, voir Gadamer, H.-G. Philosophie de la santé. Éd. Grasset-Mollat, Paris, 1994, chapitres I et II.

delà de celle de la médecine, un des fondements de l'éthique contemporaine[226].

Mais pour exercer son art, le clinicien doit d'abord se pencher sur le lit du malade, couché (*klinein* donnera clinique), qui devient alors son patient. Car la médecine est un art du soin, mais d'abord un art de la clinique. Le savoir-faire clinique du médecin, issu d'un mélange d'humanisme et d'expérience, interdit une attitude systématique puisqu'il exige cette mise en œuvre de moyens adéquats aux fins en adaptant avec prudence son regard à chaque cas clinique rencontré, ce qui suppose un acte de création sans cesse renouvelé. L'écoute de chaque patient souffrant suppose la maîtrise parfaite de l'art de la clinique, héritage de la pratique hippocratique de la médecine. De là découle l'importance du « sens clinique », de « l'intuition clinique », accordée au bon médecin. Ces notions, difficiles à clarifier et qui font aujourd'hui l'objet de discussions approfondies[227], ont en commun l'idée de l'exercice d'un art qui dépasse l'acte technique, l'exploitation pratique des connaissances et le raisonnement analytique, exercice intrinsèquement lié à la subjectivité du praticien. Comme l'expliquait Jean-Nicolas Corvisart en 1808, c'est « le coup d'œil du médecin qui l'emporte si souvent sur la plus vaste érudition et sur la plus solide instruction [...], cette prestesse dans le rapport, cette sûreté si rapide quelquefois dans le jugement que tous les actes semblent simultanés et dont on comprend l'ensemble sous le nom de tact »[228]. Ces qualités s'enseignent cependant, et s'acquièrent par imitation des anciens, de génération en génération. L'autorité du médecin, distincte de celle du scientifique, repose largement sur ce legs

---

[226] Delsol C. (Ed.). La prudence. Paris : Institut de France, Académie des Sciences morales et politiques, 2007.

[227] Giroux E. Qu'entendre par « sens clinique » à l'heure de l'Evidence-Based Medicine et de la Patient-Based Medicine ? Éthique et Santé, 2014, 11, 20-25 ; Pierron J.P. Les trois sens du sens clinique. Éthique et Santé, 2014, 11, 38-43. Les études du mécanisme du raisonnement clinique cherchent aujourd'hui à déterminer la place de l'intuition (gut feeling) dans les modèles de prise de décision médicale. Voir Stolper E., Van Bokhoven M., Houben P., & Van Royen P. The diagnostic role of gut feelings in general practice A focus group study of the concept and its determinant. BMC Family Practice, 2009, 10(17).

[228] Corvisart, cité par Foucault M. (1963). Naissance de la clinique. Éd. PUF, Paris, 1990, p. 122.

supposé du « tact médical », du moins avant que la révolution physiologique de Claude Bernard et la médecine numérique ne bouleversent la situation[229].

Enfin il est un autre aspect à noter concernant le bon médecin qui le différencie de l'homme de science : il se satisfait d'exercer la médecine comme *stochastikè technè* (*ars conjectandi*), art de conjecturer. La médecine est un art parce qu'elle doit comprendre le particulier, l'individu et non le général, et un art de conjecturer, parce qu'elle vise le soin, objectif incertain qui peut être détourné par les accidents[230].

Nous verrons plus loin que ces quelques caractéristiques de l'art médical des commencements sont souvent invoquées à l'encontre d'une médecine qui serait devenue trop scientifique, faisant passer la pratique de la médecine de la *phronesis* à l'*hubris*, signant la mort de la clinique et l'oubli de la médecine comme art conjectural de la prise de décision.

La médecine comme « science »

La nécessité des essais comparatifs des remèdes et des poisons

Si les qualités du médecin sont essentielles à l'exercice de l'art, il était tout aussi essentiel d'avoir une référence pour l'administration des remèdes. L'idée de la nécessité de tester les remèdes et poisons pour évaluer et comparer leur action et tenir compte de la variabilité des réactions du vivant à leur encontre a été très précoce[231]. On en trouve la trace dans la médecine babylonienne, égyptienne et surtout… la médecine grecque[232].

---

[229] Klein A. La figure du bon médecin. Recherche et Formation, 2014, 76, 61-78 ; Corteel M. Le hasard clinique ou la crise de la rationalité médicale. Multitudes, 2019, 2 (75), 52-61.

[230] Corteel M. La médecine comme *ars conjectandi*. Histoire, Médecine et Santé, 2019, 15, 109-124.

[231] On trouvera sur le site de la James Lind Library les références des essais cliniques depuis l'origine : www.jameslindlibrary.org.

[232] Grimes D. A. Clinical research in Ancient Babylon: methodologic insights from the book of Daniel. Obsterics & Gynecology, 1995, 86(6), 1031-103 ; Grmek M., Gourevitch D. Les expériences pharmacologiques dans l'Antiquité. Archives Internationales d'Histoire des Sciences, 1985, 35 (114-115), 3-27 ; Grmek M. Le chaudron de Médée. L'expérimentation sur le vivant dans l'Antiquité. Le Plessis Robinson : Synthélabo, 1997.

Rappelons que chez Galien, même si elle doit viser la singularité du patient, la médecine doit reposer sur une science, et le savoir médical n'acquiert sa validité qu'au regard de la thérapeutique. La médecine arabe (Razès, Avicenne) entreprend de rechercher les caractéristiques thérapeutiques (degrés) des plantes de la pharmacopée galénique, mais surtout envisage l'objection de leur activité, sous l'autorité des anciens, grâce à des essais chez l'animal[233]. La médecine chinoise (Ben Cao Tu Jing, XIe siècle) teste la phytothérapie. Plus près de nous, on trouve les écrits renaissants comme ceux de Leonardo Fiovaranti (1573), ou les essais sur les poisons et antidotes relatés par Andreas Berthold (1583). Les essais chez l'homme et l'animal sont mentionnés, en contexte alchimique ou galénique, sans que l'on sache encore s'ils n'ont pas été inventés[234].

L'ère moderne est plus documentée. Au XVIIe siècle, on trouve des mentions d'essais de drogues chez Jean-Baptiste Van Helmont (1648), George Starkey (1657), Johann Wepfer (1679). L'empirisme des Lumières va ensuite imposer des éléments de standardisation et de contrôle expérimentaux pour rendre les études des remèdes plus fiables. La mise en scène expérimentale du scorbut de James Lind (1747) est présentée aujourd'hui comme le premier essai clinique de l'histoire de la médecine, et avant cela les enquêtes de James Jurin sur les tentatives d'inoculation de la variole (1725) comme la première référence à la logique du nombre pour résoudre un problème médical. La statistique était jusque-là surtout appliquée à la démographie et l'économie (arithmétique politique). À l'époque, tous ces résultats restent peu convaincants. La société Royale de Médecine pose les fondements d'une science de l'évaluation des nouveaux traitements instaurant une entière transparence avec commissaires examinateurs et contrôle étroit du traitement : délivrance et prise, rapport objectif sur le suivi,

---

233 Dupont J.- C. L'invention du médicament. Une histoire des théories du remède. Éd. Hermann, Paris, 2013.

234 Rankin, A. The poisons trials. Wonder drugs, experiments and the battle for authority renaissance science. Chicago : University of Chicago, 2021.

consentement informé, registre des études[235]. La quantification en médecine profite des progrès du calcul des probabilités. Daniel Bernouilli et Jean d'Alembert discutent en termes d'espérance de vie les chiffres de l'inoculation précédemment publiés par Bernouilli (1766). La technique de l'inoculation sera soutenue par Voltaire, Charles Marie de La Condamine, Théodore Tronchin, dans une longue querelle aux enjeux idéologiques, contre les détracteurs à l'image du révérend Edmund Massey[236].

L'émergence de la médecine scientifique

L'héritage culturel gréco-romain de l'art médical compris comme savoir-faire éclairé traversera les siècles, sans être véritablement remis en cause par ces premiers travaux statistiques. La conception traditionnelle ne va être véritablement ébranlée qu'au XIXe siècle, avec l'entrée en scène de la médecine des lésions, de la médecine numérique et de la médecine expérimentale, entièrement régies par la recherche objective de la causalité[237].

La médecine des lésions est directement issue des progrès de l'anatomie, depuis Jean-Baptiste Morgagni au XVIIIe siècle jusqu'à l'avènement de la méthode anatomopathologique et clinique (école de Paris) pratiquée de manière systématique : « L'individu mis en question est moins la personne malade que le fait pathologique indéfiniment reproductible chez tous les malades semblablement atteints »[238]. La fiabilité de la méthode suppose de multiplier les observations, d'où la nécessité du cadre hospitalier. La statistique médicale s'impose comme la

---

[235] Gramain P. Au temps de la Société Royale de Médecine. Médecine/Sciences, 2013, 29, 656-663.

[236] La Condamine présente trois mémoires successifs à l'Académie royale des sciences de 1754 à 1765. Tronchin signe en 1758 l'article « inoculation » de l'Encyclopédie. Voir Corteel M. Le hasard et le pathologique. Presses de la Fondation Nationale des Sciences Politiques, Paris, 2020.

[237] Fagot-Largeault A. (Ed.). L'émergence de la médecine scientifique : Eds. Matériologiques, Paris, 2012 ; Grmek M. (Ed.). Histoire de la pensée médicale en occident (Vol. 3. Du romantisme à la science moderne). Éd. Seuil, Paris, 1999.

[238] Foucault, M. (1963), *op. cit.* p. 97.

réponse nécessaire à la variabilité naturelle des individus, qui vise à déterminer les caractéristiques représentatives de populations de manière à guider objectivement les décisions médicales, même si elle est aussi une limite pour l'application au patient individuel, en vertu justement de la variabilité. Sur le plan thérapeutique, il est habituel en France de mentionner comme ses commencements l'œuvre de Pierre Louis et la fondation de Société médicale d'observation (1832) et celle de Jules Gavarret (1840) pour la quantification de la variabilité par la statistique médicale. La méthode numérique est perçue comme permettant la décision et l'action malgré l'échec à expliquer les causes de la variabilité.

Les observations comparatives de Louis sont le premier exemple de convergence de la médecine clinique et de l'épidémiologie. Louis soumet la thèse de François Broussais sur l'importance de la saignée sur l'évolution de la pneumonie au verdict de la « médecine numérique » en 1828. Il constitue deux groupes de patients d'âge comparable, un groupe de 50 patients ayant guéri et un groupe de 27 ayant succombé. Il note pour chacun des patients des deux groupes la durée de la maladie et la fréquence des saignées. La durée moyenne de la maladie était de trois jours plus courte parmi ceux qui avaient eu une saignée précoce que parmi ceux qui avaient eu une saignée tardive. Mais le risque de décès était de 44 % chez les patients saignés au cours des quatre premiers jours de la maladie, contre 25 % parmi ceux qui avaient été saignés plus tard. La saignée n'a pas l'effet protecteur escompté par Broussais[239].

Voir la lésion exige en outre d'en comprendre la genèse, de même que l'action constatée des médicaments doit être expliquée. La technicité de l'expérimentation prônée par François Magendie et Claude Bernard va éloigner encore la médecine de la simple pratique de l'empirisme des recettes, vers un savoir-faire destiné à agir efficacement, au sens d'un ingénieur ou un technicien spécialisé, détenteur d'un savoir

---

239 Morabia A. La convergence historique de l'épidémiologie et de la médecine clinique, de Pierre Louis à l'Ambre. In A. Fagot-Largeault (Ed.). L'émergence de la médecine scientifique (pp. 77-98). Eds. Matériologiques, Paris, 2012.

objectif. Avec Claude Bernard (1856), le dispositif expérimental isolé et contrôlé, le cahier de laboratoire, le protocole et le plan expérimental écrit s'imposent[240]. Tous les courants médicaux sont touchés par l'expérimentalisme : l'hygiène médicale, depuis Ignace Semmelweis et la fièvre puerpérale (1844-1847), la microbiologie depuis Casimir Davaine et Louis Pasteur et la maladie du charbon (1863-1868) ainsi que Robert Koch et ses postulats comme critères de causalité (1890), tandis que depuis Jean-Martin Charcot à la Salpêtrière, la médecine clinique, mesurant les symptômes et leur évolution, est totalement renouvelée par l'instrumentation suivant le modèle allemand.

C'est à partir de cette médecine scientifique au XIXe siècle que commence à résider l'ambiguïté. Le « savoir comment faire » se distingue de plus en plus difficilement du « savoir que » (*epistémè*). Du coup surgit un autre dilemme : la médecine deviendrait soit une science à part entière, et il y aurait un savoir proprement médical, soit elle se réduirait à l'application pratique aux phénomènes normaux et pathologiques des connaissances scientifiques. La médecine est une science différente de la physiologie, ou bien une physiologie appliquée… Quoi qu'il en soit, de dilemme reste intrascientifique. Malgré les réticences de certains cliniciens, les développements considérables des techniques et des moyens d'explorations et d'interventions qui suivent cette époque marquée par le positivisme, conduisent à l'idée que la médecine serait devenue de part en part scientifique, avec une double conséquence. D'une part, une telle médecine ne semble possible que si la subjectivité du patient est mise entre parenthèses, la médecine se construisant en quelque sorte hors du sujet. D'autre part, elle rend difficilement supportable l'idée d'une médecine qui ne serait pas soumise à la seule raison scientifique, mais plutôt dépendante d'une mystérieuse « intuition clinique ».

---

[240] Claude Bernard, bien que méfiant vis-à-vis des statistiques, pose la question de la méthode de vérification de l'attribution d'un effet thérapeutique à une pratique curative (Bernard C. Introduction à l'étude de la médecine expérimentale. Éd. Baillière, Paris, 1865, p. 341). Voir Postel-Vinay N. Claude Bernard et les statistiques : retour sur une méfiance. *Fond manuscrit Claude Bernard*, 2012, 1-7.

Les essais thérapeutiques contrôlés

La question des biais

Le souci de la preuve thérapeutique se renforce au XIXe siècle. Comment faire en sorte que l'effet observé ne soit dû qu'au seul traitement ? Comment prendre en compte l'effet du hasard, de la subjectivité de l'expérimentateur et des sujets des études ? Comment disposer d'un échantillon représentatif ? Bref comment contrôler les essais thérapeutiques pour interpréter des comparaisons qui ne soient pas biaisées ?

Quelques exemples d'essais fameux d'allocation alternée, c'est-à-dire de répartition au hasard des individus dans les groupes témoins et traités, constituent des repères historiques.

Wilhem von Hoven (Nuremberg) aurait réalisé en 1835 le tout premier protocole expérimental en double aveugle. Ce directeur des hôpitaux de la ville, agacé par la popularité grandissante de l'homéopathie de Samuel Hahnemann parmi la bourgeoisie bavaroise, organise une expérience pour en tester l'efficacité. Il conçoit un plan expérimental pour tester l'effet de sels dilués versus l'eau pure. Réunissant une centaine de participants, von Hoven et Johann Jacob Reuter, le médecin homéopathe de la ville, formèrent aléatoirement deux groupes et donnèrent de l'eau distillée aux uns et de l'eau salée dont le sel a été dilué aux autres. L'étude montrait que seuls 16 % des participants disaient avoir ressenti des sensations dues à l'ingestion de sel. La grande majorité des volontaires ayant pris la solution homéopathique n'avaient ressenti aucun effet, ce qui mena les chercheurs à la conclusion que Johann Jacob Reuter avait tort. L'homéopathie n'aurait aucun autre effet que placebo[241].

Thomas Graham Balfour teste en 1854 la belladone dans la prévention de la fièvre scarlatine. Il forme aléatoirement deux groupes, un de 76 sujets traités et un de 75 non traités. Seuls quelques individus dans chaque section attrapent la scarlatine.

---

241 Stolberg M. Inventing the randomized double-blind trial: the Nuremberg salt test of 1835. Journal of the Royal Society of Medicine, 2006, *99*, 642-643.

Le chiffre peut être lié au hasard, trop faible pour en conclure quoi que ce soit selon Balfour[242].

James B. Amberson, B.T. McMahon et Max Pinner testent en 1931 les effets des sels d'or (sanocrysine) sur la tuberculose pulmonaire. Ils utilisent deux groupes de 12 patients et un tirage au sort à l'aide d'une pièce pour décider lequel de deux groupes appariés de patients doit recevoir le médicament et lequel doit continuer à recevoir les soins habituels, sans sanocrysine. L'essai est réalisé en simple aveugle, les patients ne sont pas au courant. Leur conclusion est que les sels n'ont pas d'effet[243].

Bien avant la généralisation des essais contrôlés, il existe donc une littérature soucieuse de la preuve décrivant certaines conditions pour la fiabilité des essais thérapeutiques, plus ou moins respectées selon les cas : conception de l'essai (protocole) soigneusement établie ; détails de l'étude rendus publics ; nombre de participants suffisamment important pour que les différences entre les deux groupes soient significatives ; affectation à l'un ou l'autre groupe aléatoire ; utilisation d'un groupe témoin ne recevant qu'un placebo ; essai en double aveugle : ni les patients ni ceux qui ont organisé l'essai ne doivent être au courant de la répartition ; établissement d'une statistique comparative des résultats ; irrégularités soigneusement enregistrées.

Les essais contrôlés

On peut comprendre l'évolution ultérieure des essais cliniques comme une obsession du souci de la preuve, du contrôle et de l'élimination des biais. L'histoire des essais cliniques contrôlés à partir de cette époque a fait l'objet d'études approfondies[244]. Les épidémiologistes et les médecins

---

242 Cockerill A., Goble P. J. Thomas Graham Balfour, pioneering medical statistician and stern disciplinarian. Journal of the Royal Society of Medicine, 2012, 105, 270-271.

243 Diaz M., Neuhauser D. Shuffle the deck, flip the coin; randomization comes to medicine. Quality and Safety in Health Care, 2004, 13, 315-316.

244 Marks H. La médecine des preuves. Histoire et anthropologie des essais cliniques (1900-1990). Le Plessis-Robinson : Institut Synthélabo, 1999 ; Löwy I. Essais cliniques des thérapies nouvelles : une approche historique. Médecine/Sciences, 1998, 14 (1), 122-127 ; Keel O. La médecine des preuves.

ont développé une forme de criticisme envers leurs propres inférences qui va donner naissance à l'EBM[245]. Outre les essais cliniques des traitements, les données de l'épidémiologie clinique vont concerner l'évaluation des méthodes diagnostiques et les études pronostiques. Pour traiter ces données, l'épidémiologie clinique, née initialement d'une convergence entre la médecine clinique et l'épidémiologie, s'inspire des méthodes statistiques développées au cours du XXe siècle pour l'épidémiologie classique populationnelle[246].

Les fondements de l'allocation alternée, le biais comme problème de sélection sont ainsi discutés dès 1937 par Austin Bradford Hill dans ses *Principles of medical statistics*, considéré comme un des ouvrages qui auront le plus influencé l'épidémiologie au XXe siècle[247]. Hill préconise « d'égaliser » systématiquement les groupes que l'on compare au moment de la planification de l'expérience, de manière à ce que seule la variable que l'on doit étudier distingue les deux groupes. La règle de l'allocation alternée des cas est que la répartition doit se faire au hasard. Plus tard, Hill introduit l'allocation aléatoire effectuée grâce à des tables d'échantillonnage aléatoire des nombres (randomisation). Il renvoie à l'essai de 1948 sur la streptomycine pour la tuberculose pulmonaire réalisé en Grande-Bretagne par le Medical Research Council (MRC), Hill en tant qu'expert ayant proposé cette nouvelle technique pour cet essai. Il s'agirait donc du premier véritable essai clinique randomisé de l'histoire. Pour Hill la randomisation vise à cacher la procédure d'allocation des patients à celui qui réalise l'étude,

---

Une histoire de l'expérimentation thérapeutique par essais cliniques contrôlés. Montréal : Les Presses de l'Université de Montréal, 2011.

245 Brault N. Une brève histoire du concept de biais en épidémiologie. Revue d'Épidémiologie et de Santé publique, 2021, *69* (4), 215-223. On consultera aussi la thèse de l'auteur : Brault N. Le concept de biais en épidémiologie. (PhD), Sorbonne Paris Cité, Paris, 2017.

246 Morabia (2012) *op. cit.* ; Giroux E. De l'épidémiologie de santé publique à l'épidémiologie clinique. Quelques réflexions sur la relation entre épidémiologie et clinique (1920-1980). Bulletin d'Histoire et d'Épistémologie des Sciences de la Vie, 2012, 19 (1), 21-43.

247 Hill A. B. Principles of medical statistics. Lancet, London, 1937 ; Aman J.P. La philosophie de l'essai clinique selon Austin Bradford Hill. In A. Fagot-Largeault (Ed.). L'émergence de la médecine scientifique. Eds. Matériologiques, Paris, 2012, pp. 113-132.

et non pour des raisons statistiques comme chez Ronald A. Fisher. Il s'agit d'éliminer toute trace de subjectivité, de garantir l'objectivité et donc la scientificité. Les essais cliniques randomisés en double aveugle avec placebo, comme celui concernant les antihistaminiques pour la rhinite allergique réalisé en 1950 toujours par le MRC, sont l'aboutissement de cette logique, puisqu'il s'agit cette fois d'exclure dans l'évaluation l'opinion du médecin et celle du patient[248].

Aux États-Unis, c'est l'oncologie qui est d'abord privilégiée. Le National Cancer Institute (NCI), créé en 1937 et qui devient un département du National Institute of Heath (NIH) en 1944, lance ainsi en 1958 le National Surgical Adjuvant Breast and Bowel Project (NSABP), pilotant les essais randomisés des chimiothérapies, radiothérapies et autres thérapies sur le cancer du sein. Des initiatives semblables concerneront progressivement les maladies chroniques, concernent les maladies cardiovasculaires, les autres cancers, etc. Un hôpital dédié aux essais est créé en 1953, le NIH Clinical Center, où l'on pratique la méthode « biométrique » et où l'on tente de développer la culture statistique.

On assiste à partir de cette époque sous ces impulsions à une explosion des données médicales relatives aux essais contrôlés randomisés (ECR). Au cours du XXe siècle bouleversé par les innovations technologiques, la pression liée à la présence d'un complexe médico-industriel et pharmaceutique impliqué dans la construction d'outils diagnostiques nouveaux (biomarqueurs, imagerie) et dans les innovations thérapeutiques (pharmacochimie), se fait de plus en plus prégnante. Le processus s'accélère au point qu'à partir des années 1960, on assiste à une remise en cause quasi permanente du savoir et de la pratique clinique. Les médecins cliniciens, jusque-là habitués à un raisonnement de type physiopathologique, formés à l'imitation des aînés, subissent la pression permanente d'une masse considérable de données épidémiologiques à comprendre et à assimiler, en particulier liée à la généralisation des essais contrôlés.

[248] Brault (2021), *op. cit.*

La médecine des preuves, un changement de paradigme ?

La naissance de l'EBM et sa vocation pédagogique initiale

L'expression Evidence-Based Medicine (EBM), « médecine fondée sur les faits » ou « médecine factuelle », est inventée en 1992 par un groupe dirigé par Gordon Guyatt (Université McMaster, Ontario, Canada)[249]. On trouve en français entre autres expressions, « médecine fondée sur les preuves », « evidence » pouvant se traduire par données probantes ou par preuves[250].

L'EBM est le résultat d'une pratique développée alors depuis une dizaine d'années par des cliniciens. La National Perinatal Epidemiology Unit de l'Université d'Oxford publie par exemple une synthèse de plusieurs milliers d'essais randomisés de soins sur la mortalité périnatale réalisés entre 1940 et 1984[251]. L'épidémiologiste écossais Archie Cochrane suggère que les méthodes utilisées pour préparer et maintenir à jour des revues d'ECR dans les domaines de la grossesse et de la naissance soient appliquées de manière plus large[252]. Avec Iain Chalmers, il fonde la Collaboration Cochrane, subventionnée par le service national de Santé du Royaume-Uni (NHS) pour faciliter des revues systématiques d'ECR dans tous les domaines du soin, qui seront publiées dans la *Cochrane*

---

[249] Evidence-Based Medecine working group. Evidence-based medicine. A new approach to teaching the practice of medicine. JAMA, 1992, 268(17), 2420-2425. Il existe une littérature considérable concernant l'EBM. Sur son histoire, voir Daly J. Evidence-based medicine and the search of a science of clinical care. Berkeley and London: University of California Press, 2005 ; Steichen O. De la médecine d'observation à la médecine factuelle. Histoire critique de l'evidence-based medicine. Éd. Hermann, Paris, 2018.

[250] Watine J. Translations of the "Evidence-Based Medicine" concept in different languages: is it time for international standardisation? Clinical Chemistry and Laboratory Medicine, 2010, 48(9), 1227-1228.

[251] National Perinatal Epidemiology Unit. A classified bibliography of controlled trials in perinatal medicine 1940–1984. Oxford : Oxford University Press, 1985 ; Chalmers I. The work of the national perinatal epidemiology unit. A exemple of technology assessment in perinatal care. International Journal of Technology Assessment in Health Care, 1991, 7(4), 430-459.

[252] Cochrane A. L. Effectiveness and efficiency. Random reflections on health services. London : The Nuffield Provincial Hospitals Trust, 1972.

Database of Systematic Reviews par des centaines de collaborateurs, incluant plus tard un réseau de patients[253]. Un Centre for Evidence-Based Medicine (CEBM) sera fondé à Oxford en 1995 par David Sackett.

Au départ, l'EBM est présentée par ses fondateurs comme destinée à renouveler l'enseignement médical. Elle résulte d'une prise de conscience de certains faits relatifs à l'information scientifique des médecins : un besoin quotidien, mais une inadéquation des sources (bases de données organisées, mais gigantesques[254], qualité des travaux hétérogènes, études complexes), un hiatus entre les compétences diagnostiques et la fiabilité des jugements cliniques qui sont censés augmenter avec l'expérience, et la révision des connaissances sur leur performance clinique de plus en plus difficile. Il était devenu irréalisable de passer un temps suffisant pour chaque patient d'une part et pour lire et se former d'autre part.

L'EBM prétend que ces problèmes sont surmontables par le développement de stratégies de recherche des faits, la création de synthèses systématiques utilisant un vocabulaire standardisé, de journaux, de système d'information avec chartes de publications et registres des ECR, de stratégies efficaces de formation. Pour un de ses fondateurs, David Sackett, tout ceci doit aboutir à « l'utilisation consciencieuse, explicite et judicieuse des meilleures données probantes disponibles pour la prise de décisions concernant les soins à prodiguer à chaque patient. La pratique de l'EBM signifie l'intégration de chaque expertise clinique aux meilleures données cliniques externes issues de recherches systématiques »[255].

---

253 Chalmers I. The Cochrane collaboration : preparing, maintaining, and disseminating systematics reviews of the effect of health care. Annals of the New York Academy of Sciences, 1993, 703, 156-165.

254 Le Medical Subject headings (MeSH) de l'US National Library of Médecine (NLM), thesaurus pour la recherche bibliographique constitué d'une liste de mots-clés acceptés à l'indexation, voit le jour dès 1947. Destiné à mieux cibler les recherches, il est depuis mis à jour chaque année.

255 Sackett D., Rosenberg W. M. C., Gray, J. A. M., Haynes, R. B., Richardson, W. S. Evidence based medicine: what it is and what it isn't. British Medical Journal, 1996, 312(7023), 71-72, p. 71.

La hiérarchisation des preuves

L'EBM est donc initialement une méthodologie pédagogique (structure heuristique) destinée à mieux informer le praticien pour le rendre acteur critique de la littérature médicale et qu'il puisse appliquer ses résultats à sa pratique. Pour guider la décision médicale, l'EBM va être amenée logiquement à enseigner une façon de pratiquer la médecine centrée sur une notion nouvelle de la preuve.

La médecine hippocratique n'expliquait pas la méthode qui conduisait à ses assertions. Or c'est bien la méthode qui fait qu'une preuve est une preuve. Un des mérites de l'EBM est d'avoir questionné la notion de preuve en médecine. Elle propose une hiérarchisation des preuves selon la méthode employée pour générer les données : plus le niveau des preuves est élevé, plus les estimations des propriétés des tests diagnostiques et des effets des traitements sont proches de la vérité. Plusieurs échelles de niveaux de preuves reposant sur ce principe seront publiées, la plus complète étant celle du Centre for Evidence-Based Medicine d'Oxford[256]. Au sommet de la hiérarchie on trouvera les ECR (double aveugle, simple aveugle…) puis vers les niveaux descendants, les études observationnelles avec leurs biais (études prospectives, rétrospectives…), enfin à la base les opinions d'experts dans l'évaluation critique explicite, ou fondée sur la physiologie, des travaux expérimentaux ou de « principes physiopathologiques primaires ». Toutes les preuves ne sont donc pas égales et la pratique de la médecine doit être fondée sur la meilleure preuve disponible. La recherche de la vérité est plus pertinente en évaluant la totalité des preuves, non en sélectionnant celles qui favorisent une affirmation particulière, d'où l'importance des revues systématiques, toujours au sommet de chaque niveau.

Initialement très centré sur l'information médicale et la preuve, le concept d'EBM a évolué et été mis à jour pour tenir compte de l'expérience du praticien et de la situation du patient : elle reste alors l'utilisation des meilleures données disponibles, mais alliées à la compétence clinique du médecin,

---

256 Oxford Centre for Evidence-based Medicine (OCEBM) (2001). Levels of evidence.

aux valeurs individuelles et préférences du patient, et à sa situation clinique : les preuves ne déterminent jamais seules les décisions médicales[257]. En résumé, la décision médicale doit reposer sur le trépied chercheur-praticien-patient : 1. Objectivité des publications (données de la recherche, meilleures données cliniques disponibles) ; 2. Expérience du praticien (expertise clinique individuelle) et son souci du meilleur traitement pour le patient ; 3. Situation du patient (état clinique et circonstances, valeurs individuelles et préférences).

Le renoncement au projet initial : l'approche évaluative

L'EBM, initialement projet pédagogique, va devenir le nom générique d'un système de rationalisation et de standardisation de la pratique médicale. Ce renoncement au projet initial est expliqué par Gordon Guyatt, qui considère que seule une minorité de praticiens sera capable de suivre la méthode pédagogique : problématiser une situation clinique, faire une recherche bibliographique, effectuer une lecture critique reposant sur le niveau de preuve, puis intégrer cela dans la décision clinique. Les autres ne feront que suivre des recommandations[258].

L'EBM se fixe donc la tâche d'élaborer elle-même des recommandations aux décisions, à partir des revues systématiques des recherches originales, accompagnées si possible de méta-analyses. Son approche devient alors résolument évaluative et normative. La volonté de standardisation avait été déjà exprimée par les recommandations pour la pratique clinique (*Clinical practice guidelines*) élaborées en 1990 par l'Institute of Medicine (US)[259].

---

[257] Sackett (1996), *op. cit.* ; Sackett D. L., Straus S. E., W.S., R., Haynes R. B. Evidence-based medicine: how to practice and teach EBM. Edinburgh: Churchill-Livingstone, 2000.

[258] Daly (2005), op.cit.

[259] Field M. J., Lohr, K. N. Clinical practice guidelines. Directions for a new program. Washington : National Academies Press (US), 1990.

La standardisation reçoit différentes justifications, dont les deux principales sont les limites des études et la sécurité des patients.

Le premier argument est celui de la limite des revues systématiques. En informatique, le concept « GIGO » (garbage in, garbage out) signifiait que des données d'entrée défectueuses ou absurdes produisaient après traitement des sorties absurdes (« déchets »). Transposé aux essais cliniques, le concept signifie qu'il existe une limite importante des revues systématiques, dans la mesure où, quelle que soit l'analyse, le niveau de preuve restera bas si les données sont incorrectes. Il importe donc de veiller au processus de production des données.

Les erreurs médicales et la gestion nécessaire des risques associés aux soins constituent un autre argument. L'erreur médicale resterait la troisième cause de décès aux États-Unis, derrière les maladies cardiovasculaires et les cancers[260]. Il existerait des obstacles systémiques à des soins de santé « ultra-sécurisés », qui devraient être levés en vue d'améliorer la sécurité des patients. Il serait nécessaire de limiter la recherche maximale de la « performance médicale », de réduire l'autonomie professionnelle, de passer d'un état d'esprit artisanal à celui d'acteur équivalent, d'instaurer un arbitrage au niveau du système (direction générale) pour optimiser les stratégies de sécurité, et enfin d'entreprendre une simplification des procédures et les régulations professionnelles[261]. Le moyen d'atteindre ce niveau de sécurité pour le patient passe par la standardisation des pratiques.

Les objectifs des recommandations seront à la fois de corriger l'hétérogénéité des pratiques médicales, d'améliorer la qualité des soins et la sécurité des patients (evidence-based practice). Mais il s'agit aussi de parvenir à la maîtrise médicalisée des dépenses de santé (MMDS) (evidence-base rationing). Cet objectif de santé publique et de maîtrise des

---

[260] Makary M. A., Daniel M. Medical error-the third leading cause of death in the US. British Medical Journal, 2016, 353(i2139), 1-5.

[261] Amalberti R., Auroy Y., Berwick D., Barach P. Five system barriers to achieving ultrasafe health care. Annals of Internal Medicine, 2005, 142(9), 756-764.

dépenses publiques est très différent de l'approche visant la santé individuelle.

En vertu du concept « GIGO », les recommandations pour la pratique clinique peuvent être d'un niveau de preuve bas si la qualité des données utilisées est médiocre, par exemple si elles se fondent seulement sur l'opinion personnelle des experts[262]. Le modèle de l'EBM va donc encore évoluer et l'EBM va se charger de l'élaboration de grades de recommandations. Le GRADE (Grading of Recommendations, Assessment, Development and Evaluations) est un cadre pour l'élaboration et la présentation de données probantes et une approche systématique pour la formulation de recommandations de pratique clinique[263]. Chaque recommandation doit comporter une gradation en fonction du niveau de preuve auquel elle est associée, l'idée étant de donner au lecteur un moyen simple permettant au lecteur d'évaluer la force de la recommandation pour sa pratique clinique. Plusieurs types de gradation seront publiés. Celle du Centre for evidence-based medicine à Oxford (OCEBM) comporte quatre grades désignés par des lettres (A, B, C, D). Cet outil est largement adopté pour évaluer la qualité des données probantes et formuler des recommandations.

D'autres pratiques d'élaboration de normes concerneront la conduite et la restitution des résultats de recherche clinique et leur diffusion. Ainsi pour les essais randomisés, le CONSORT (Consolidated standards of Reporting Trials) est une description des ECR sous la forme d'une liste d'items à laquelle doit satisfaire tout essai soumis pour publication, née en 1996 et périodiquement révisée[264]. En 2005 est élaborée une charte instaurant une inscription préalable dans un registre en ligne des essais cliniques aux États-Unis et dans le monde (ClinicalTrials.gov), qui sera sous l'égide de l'US National Library of Medecine (NLM), assurant la transparence de l'information scientifique et technique. Depuis 2006, l'Equator

---

262 Shaneyfelt T. M., Center R. M. Reassessment of clinical practice guidelines: Go gently into that good night. JAMA, 2009, 301(8), 868-869.

263 GRADE working group. Grading quality of evidence and strength of recommandations. British Medical Journal, 2004, 328, 1490-1494.

264 Moher D., Schultz K. F., Altman D. G. The CONSORT statement: revised recommendations for improving the quality of reports of parallel-group randomised trials. The Lancet, 2001, 357(9263), 1191-1194.

network (Enhancing the QUAlity and Transparency Of health Research), issu du travail de CONSORT et d'autres groupes sur les ECR, diffuse sur ce modèle des guidelines pour les différents types d'études : études observationnelles, diagnostiques ou pronostiques, revues systématiques, recherche qualitative, recommandations de bonne pratique, etc.

L'extension du modèle de l'« evidence-based »

Tandis que le nombre de publications augmente de manière exponentielle, la recherche clinique correspond désormais à un paysage complètement modifié et restructuré par l'EBM. Elle correspond aussi à la mise en place d'un contrôle global sur la recherche, jouant un rôle incitatif sur les politiques et les autorités de santé, qui mettent en place des dispositifs législatifs encadrant les ECR et protégeant les volontaires des études en santé par exemple. L'éthique des essais cliniques se développe, qui exige des prérequis à tout essai : l'état des connaissances préalables à tout essai, l'équipoise clinique ou absence de consensus sur un traitement, l'essai devant permettre d'espérer l'obtenir, la protection des volontaires et le consentement éclairé. Les différents types de recherches cliniques interventionnelles (recherches biomédicales et de soins courants) ou non (collections biologiques, recherches observationnelles, recherches sur les données) doivent faire l'objet de démarches technico-règlementaires préalables. Elles sont encadrées par différents comités : comité scientifique, comité de pilotage, comités indépendants de surveillance et de suivi (Data and safety monitoring board ou DMCB), comité d'éthique, comité de protection des personnes (CPP). Les promoteurs des recherches peuvent en être les laboratoires pharmaceutiques (recherche clinique industrielle) ou les hôpitaux et les institutions (recherche clinique institutionnelle ou académique). Les chercheurs hospitaliers peuvent bénéficier de structures de soutien : centre d'investigation clinique (CIC), centre de recherches cliniques (CRC), centre de ressources biologiques (CRB), etc. Le chercheur est entouré de professionnels nouveaux : attaché de recherche clinique (ARC), technicien d'étude clinique (TEC), data-manager (DM) ayant chacun un rôle défini[265]. L'organisation de la recherche clinique est complexe et le clinicien-chercheur, qui perçoit plus ou moins bien cette apparente lourdeur, n'est plus seul face à « son » essai clinique : celui-ci concerne désormais la communauté dans son ensemble.

D'autant que l'on assiste à une extension du concept « evidence-based » au domaine des pratiques paramédicales et éducatives (evidence-based practices), des décisions politiques (evidence-based policy) y compris dans le domaine de la santé, de la réalisation d'objectifs (science-based targets) : une Collaboration Campbell est fondée en 2000, avec des objectifs similaires à la Collaboration Cochrane, destinée aux organisations et aux décideurs politiques afin d'éclairer la prise de décision sur la base de résultats de la recherche. Aux États-Unis et au Canada, l'EBM est par ailleurs concurrencée par une science-based medicine (SBM) qui veut prendre en compte ce qu'elle néglige lors de ses études cliniques individuelles, notamment les données de la recherche fondamentale qui définissent la plausibilité des hypothèses et des allégations. Elle prétend légiférer par cette approche sur les controverses scientifiques et les pratiques médicales controversées[266].

L'évolution de l'art et de la science de la clinique

Les critiques de l'EBM sont nombreuses. Sans vouloir en faire la liste exhaustive, elles peuvent être regroupées en deux types. L'EBM ne tiendrait ses promesses et ne réaliserait ses objectifs ni sur le plan de la recherche (comme « science »), ni sur le plan pratique (comme « art »).

---

[265] Misse C., Diebolt V. Recherche clinique et prise en compte de l'innovation médicale. In : F. Bourdillon, G. Brücker, D. Tabuteau (Eds.). Traité de santé publique. Éd. Lavoisier, Paris, 2016, pp. 99-115.

[266] Novella S. It's time for science-based medicine. Skeptical Inquirer, 2015, 39 (3). En France, l'homéopathie est déremboursée depuis 2019 sur la base de l'EBM.

L'EBM et la recherche clinique : la critique de l'EBM comme science

Envisageons d'abord les critiques méthodologiques faites à l'EBM, qui serait encore imparfaite pour plusieurs raisons[267].

Le manque de fiabilité des études

L'EBM cherche certes à améliorer la transparence, la fiabilité et la reproductibilité de ses études (enregistrement préalable, protocole adapté, critères d'inclusion exclusion des patients bien définis, analyses des résultats menées sur des critères définis et selon les méthodologies décrites au préalable, données et analyses conservées permettant ré-analyse...). Cependant cet idéal n'est que rarement complètement réalisé pour toutes les études et il peut rester des biais. La qualité des études anciennes en particulier peut être médiocre. Les études de l'EBM peuvent aussi manquer de puissance et donner des résultats d'une trop grande variabilité. Or les études sont très difficiles à reprendre. L'ère digitale signant la fin des cahiers de laboratoire, comment prendre en compte les données manquantes et les expériences manquantes ? L'occultation des résultats contradictoires, sans compter les mauvais comportements plus ou moins conscients (plagiats, schémas et tableaux modifiés...) restent aussi des obstacles[268]. Les études peuvent être aussi mal interprétées sur le plan statistique. Par exemple « l'absence de preuve n'est pas preuve d'absence »[269].

---

[267] Les critiques et les défenses de l'EBM, parfois passionnées existent dès son apparition et la littérature est abondante et dispersée. Pour des analyses des avantages et des inconvénients de l'EBM, voir Tonelli M. R. The philosophical limits of Evidence-Based Medicine. Academic Medicine, 1998, 73(12), 1234-1240 ; Howick J. The philosophy of Evidence-Based Medicine. Chichester (UK) : Wiley-Blackwell, 2011 ; Sheridan D. J. Achievements and limitations of Evidence-Based Medicine. Journal of the American College of Cardiology, 2016, 68(2), 204-213 ; Szajewska H. Evidence-Based Medicine and clinical research : both are needed, neither is perfect. Annals of Nutrition & Metabolism, 2018, 72(3), 13-23.

[268] Ioannidis J. P. A. Why most public research findings are false. PLoS Medicine, 2005, 2(8), 696-701.

[269] Altman D. G., Bland J. M. Absence of evidence is not evidence of absence. British Medical Journal, 1995, 311, 485.

Les études d'EBM exigent une culture statistique suffisante. L'efficacité des traitements peut être enfin difficile à apprécier.

La hiérarchie discutable des niveaux de preuve

La hiérarchie des niveaux de preuves ne correspond pas au niveau probant des preuves dans toute situation en général. Les niveaux de preuves plus élevés s'appuient sur des preuves moins élevées. Certaines preuves comme celle de l'opinion des experts fondée sur la physiologie ou les travaux expérimentaux sont affectées à un faible niveau (d'où le mouvement science-based).

Le biais et les pratiques de publication

Les essais non publiés, en proportion importante, biaisent la connaissance[270]. Ces données non publiées peuvent impacter la valeur des recommandations. Par ailleurs les promoteurs de l'EBM prônent la publication et l'évaluation par les pairs d'autant plus que les membres des revues de langue anglaise sont aussi des promoteurs de l'EBM. Cette incitation à la publication permettrait de disqualifier et de rejeter tous les écrits dont les études usent d'autres démarches (méthodes historiques, de terrain, fondamentales, globales, psychanalytiques) que celles de l'EBM.

L'EBM et le savoir fondamental

L'EBM est une médecine qui n'est fondée que sur les faits, or les faits ne nous apprennent rien en eux-mêmes. Les études d'épidémiologie clinique de l'EBM ne mènent jamais qu'à des présomptions : ce que l'on peut dire des études observationnelles sur la difficile présomption de causalité s'applique dans une certaine mesure aux ECR[271]. L'EBM, technique évaluative, ne peut remplacer la recherche fondamentale usant de la méthode hypothético-déductive, accroissant le savoir en pharmacologie par exemple.

---

270 Chalmers I., Glasziou P., Godle F. All trials must be registered and the results published. British Medical Journal, 2013, 346, 1-3.

271 Hill A. B. The environment and disease: association or causation ? Proceedings of the Royal Society of Medicine, 1965, 58(5), 295-300.

L'EBM et la pratique clinique : la critique de l'EBM comme art

La pratique de l'EBM a soulevé dans la communauté des praticiens un certain nombre d'objections d'un autre ordre. Plus que des critiques méthodologiques comme précédemment, ou de position de principe révélant une sensibilité différente (L'EBM est une démarche empirique usant non de l'expérience clinique, mais de la méthode expérimentale. Cette dernière est intrinsèquement limitée pour la médecine. Vouloir l'appliquer relève du techno-scientisme puisque la médecine est un art et non une science...), il s'agit de critiques sur l'utilité réelle de l'EBM et de ses recommandations pour le praticien, face à la complexité des situations où il se trouve.

La complexité et l'individualité de la situation clinique réelle

L'approche factuelle de la maladie et de la thérapeutique s'appuie sur des modèles statistiques où la maladie n'est plus envisagée du point de vue de l'individu (du sujet), mais du point de vue de la population (du groupe). Ainsi le résultat moyen qui concerne un groupe n'indique pas toujours le meilleur traitement pour un patient individuel. Les preuves utiles et adaptées au patient manquent par ailleurs souvent.

Il existe des problèmes à résoudre en médecine liés à plusieurs pathologies, où se mêlent des dimensions sociales, culturelles, familiales, sanitaires. Le généraliste doit également interpréter un mode individualisé de présentation de la maladie plutôt que de reconnaître un tableau clinique classique. À cette complexité de la situation clinique individuelle propre au patient s'ajoute la complexité des données contextuelles, c'est-à-dire les aspects socioculturels, émotifs, psychosociaux, institutionnels, socio-économiques qui ne sont pas propres au patient et auxquelles les ECR sont insensibles. Le médecin, les institutions de soins portent ainsi des valeurs qui influencent la décision médicale au même titre que les données scientifiques probantes.

La critique des recommandations

La diffusion des données probantes à des fins cliniques a un outil privilégié : la recommandation. Cependant le champ clinique des recommandations de l'EBM est encore restreint. Il n'y a pas d'études scientifiques pour un certain nombre d'actes cliniques difficiles à évaluer en utilisant l'approche EBM et il existe des études non représentatives de maladies auxquelles elles prétendent s'appliquer (zones grises). Il existe encore des champs de pratique entiers contestant L'EBM. Ainsi en France, si l'EBM est globalement bien acceptée dans le cadre de l'évaluation des médicaments, elle l'est (encore ?) beaucoup moins pour ce qui est de l'évaluation des pratiques en psychologie et en psychiatrie[272]. Les recommandations ne peuvent d'ailleurs qu'avoir un caractère provisoire. La dissémination de l'information scientifique et de recommandations devrait toujours être accompagnée par des réserves dues au statut provisoire de toute connaissance produite par la science. Il y a le risque de « l'inertie clinique », qui consiste à ne pas appliquer une recommandation que pourtant l'on connaît[273].

L'oubli du patient

Le praticien a la charge considérable d'intégrer les preuves à son expertise et en théorie de prendre en compte les choix du patient. La décision la plus fondée peut s'avérer ne pas être éthiquement acceptable ou contraire à l'intérêt du patient. Il peut y avoir des logiques antagonistes entre intégration des préférences et valeurs du patient et standardisation des pratiques. L'EBM oublie en pratique le choix du patient, malgré ce qu'elle prétend.

---

272 Felissard B. Le sujet statistique de l'EBM ressemble-t-il à mon patient psychiatrique ? In : A. Guillen (Ed.), Essais d'Epistémologie pour la psychiatrie de demain (pp. 81-90). Éd. Érès, Toulouse, 2017 ; Thibault A. L'evidence-based medicine, un projet épistémologique et éthique en porte-à-faux avec la psychiatrie ? Santé mentale au Québec, 2019, 44 (2), 145-161.

273 Reach G. L'inertie clinique. Une critique de la raison médicale. Paris, Berlin, Heidelberg, New York : Springer, 2013. Voir aussi l'entretien de l'auteur avec Maël Lemoine : Reach G., Lemoine, M. Les limites de l'Evidence-Based Medicine. Tout Prévoir, 441, 2013, 14-17.

La perte de l'autonomie du praticien et la décision médicale

La quête d'information du médecin passe traditionnellement par les sociétés savantes, la haute autorité de santé (HAS), les groupes de pairs, les enseignements postuniversitaires de Formation médicale continue (FMC). Mais les systèmes d'information pour la diffusion et l'accès aux données de l'EBM ont connu un développement considérable sur Internet. Outre la librairie Cochrane, le praticien se voit proposer des services d'information pour l'identification des recherches EBM de haute qualité (Evidence Summaries, Best Evidence...), avec systèmes de recherche et métamoteurs médicaux orientés EBM (Trip Database), alertes, manuels de formation (e-Textbooks). Des outils d'aides à la décision clinique (UpToDate, Dynamed...) permettent une évolution vers une individualisation du traitement et de la gestion du risque pour le patient, mais au prix de plusieurs conséquences possibles pour le praticien. Les recommandations qui peuvent être perçues comme des limites à l'autonomie et la liberté des praticiens. L'EBM pourrait perturber le jugement clinique et le raisonnement médical, dans la mesure où la recherche de données probantes remplace la capacité de jugement du médecin et produit comme résultat des protocoles d'action clinique qui enlèvent potentiellement toute initiative aux médecins et au personnel soignant. L'idéal du raisonnement bayésien est très peu utilisé dans la pratique pour prendre une décision[274]. La description mathématique du processus de décision est un idéal prôné par l'EBM, auquel les praticiens préfèreront en pratique une procédure de raisonnement rapide même si elle est moins fiable (heuristique). L'automatisation du processus de décision peut être perçue comme tendant vers l'éviction de l'humain et du sens. La place de l'expertise clinique dans la décision se réduit avec pour conséquence la perte progressive du jugement clinique et donc de renforcer encore le besoin d'objectivation. Le praticien devient un simple effecteur

---

274 Eddy D., Clanton C. H. The art of the diagnosis. Solving the clinicopathological exercise. The New England Journal of Medicine, 1982, 306(21), 1263-1268. La tension entre raisonnement causal et probabiliste est présente dès les commencements de la médecine. Voir Coste J. Inférences causales et probabilistes dans le raisonnement diagnostique : un éclairage historique sur le débat contemporain. Matière Première, 2010, 1, 175-193.

de protocole, un « idiot rationnel » selon l'expression de l'économiste Amartya Sen. Enfin il y a risque d'un repli sur une médecine strictement défensive, face au risque médico-judiciaire.

L'articulation de l'EBM avec les autres courants médicaux

Des argumentaires sont développés par les défenseurs de l'EBM en réponse aux critiques. Sur le plan de la recherche, la fiabilité des études est destinée à augmenter, la hiérarchie des preuves et les recommandations ne sont que des outils qui doivent être adaptés à chaque situation particulière, les biais de publication et les pratiques peuvent s'améliorer, et l'EBM n'est pas destinée à concurrencer le savoir fondamental. Sur le plan de la pratique, le rôle du médecin est justement d'apprécier la situation clinique réelle, de même que le bien-fondé des recommandations. L'oubli du patient n'est pas dans le programme de l'EBM, et elle ne fournit au praticien qu'une aide à la décision médicale. L'EBM a eu le mérite d'instaurer une transparence dans les pratiques de recherche et de soins[275].

Malgré les critiques, l'EBM au départ très liée aux essais thérapeutiques investit d'ailleurs inexorablement les domaines préventifs, diagnostiques et thérapeutiques. Elle cherche à traiter les situations particulières des études cliniques (aspects méthodologiques et éthiques spécifiques) : maladies infectieuses, cancers, psychiatrie, chirurgie, maladies rares, thérapies innovantes, phase IV des traitements, essais vaccinaux, etc. Comment expliquer ce succès de l'EBM ?

Il tient selon nous d'abord à un facteur épistémologique. L'EBM entre en convergence avec une autre tendance forte de la médecine : la médecine de précision couplée à l'utilisation des données massives. L'EBM semble au premier abord contrarier la médecine de précision et ses outils et méthodes. Le programme de la médecine de précision vers la recherche de biomarqueurs (marqueurs « omiques ») de plus en plus individualisés suggère

---

[275] Djulbegovic B., Guyatt G. H. Progress in Evidence-Based Medicine : a quarter century on. Lancet, 2017, 390(10092), 415-423 ; Djulbegovic B., Guyatt G. H.,
Ashcroft R. E. Epistemologic inquiries in Evidence-Based Medicine. Cancer Control, 2009, 16 (2), 158-168.

que « savoir prédire » semble plus important que de « pouvoir contrôler ». Mais c'est le domaine des thérapies ciblées qui explique le mieux cette tension en amenant une révision des protocoles classiques de l'EBM[276]. L'oncologie fait face à l'hétérogénéité des caractéristiques moléculaires des tumeurs. De nouveaux essais cliniques en oncologie ont été développés qui étudient les nouveaux traitements ciblés, basés sur des anomalies spécifiques des tumeurs de patients. Deux grandes familles d'essais cliniques de précision existent : les essais panier (« basket trials ») et les essais parapluie (« umbrella trials »). Les essais panier évaluent dans de nombreuses localisations tumorales, un traitement qui cible une ou plusieurs anomalies moléculaires alors que les essais parapluies, évaluent dans une seule localisation tumorale plusieurs traitements qui ciblent plusieurs anomalies moléculaires. L'oncologie de précision implique de nouveaux protocoles, comprenant plusieurs phases dans un seul essai, utilisation ou comparaison de nouveaux médicaments sans AMM dit novel-novel, de nouveaux critères d'évaluation (pourcentage de rémission), de nouveaux designs d'essai, rendus plus modulables, etc. Ceci oblige à mener de nombreux essais sur de petits sous-groupes de patients possédant des mutations spécifiques, rendant le développement de nouvelles thérapies très long si elles étaient testées par les essais cliniques classiques. Certains chercheurs sont réticents à l'idée de cibler des sous-populations de patients insuffisamment définis sur le plan moléculaire et à contrarier l'expérimentation contrôlée classique préconisée par l'EBM.

Par ailleurs, la médecine de précision s'appuie sur l'exploitation des nouvelles sources des données de santé[277]. Le big data et le machine learning (IA) produisent désormais ces données en grand nombre, et les données biomédicales provenant des nouveaux « banquiers » sont mises à la disposition des chercheurs (banques de données informatiques,

[276] Giroux E. Médecine de précision et evidence-based medecine: quelle articulation ? Lato Sensu, 2017, 4 (2), 49-65 ; Darrason M. Médecine de précision et médecine des systèmes : la médecine personnalisée se trompe-t-elle de cible ? Lato Sensu, 2017, 4 (2), 66-82.

[277] Mayer-Schönberger V., Cukier K. Big Data. La révolution des données est en marche. Robert Laffont, Paris, 2014 ; Nordlinger B., Villani C. (Eds.). Santé et intelligence artificielle. Paris : CNRS éditions, Paris, 2018.

biobanques). En France, la Plateforme des données de santé (PDS) ou Health Data Hub, infrastructure créée en 2019, est destinée à faciliter le partage des données de santé issues de sources très variées afin de favoriser la recherche. Les espoirs sont mis aussi dans les données massives provenant des géants du numérique (GAFAM), ainsi que l'utilisation des objets connectés et les applications de santé[278].

Ces nouveaux outils ne remettent pas en cause l'esprit et le paradigme de EBM, mais en élargissent au contraire les champs d'application. Elle concerne aussi bien les nouvelles thérapies ciblées et toutes celles proposées sur les plateformes de thérapies innovantes (MTI) que les outils de la médecine numérique. Les objets connectés, les applications de santé, les dispositifs médicaux sont l'objet de règles de bonnes pratiques.

L'EBM, le patient et la société

L'EBM a été amenée assez rapidement à intégrer le patient, ses préférences et ses valeurs, mais dans les faits, l'EBM n'est pas fondamentalement « centrée sur le patient » (patient-centered). Le monde de l'approche centrée sur le patient se rapproche cependant de celui de l'EBM, grâce aux outils d'évaluation (échelles de qualité de vie), aux outils d'autoévaluation (scores médicaux), à la meilleure évaluation des croyances (pharmacophobie) et de l'adhésion thérapeutique, en adoptant le design des études de l'EBM et la modélisation statistique.

La médecine se pratique sous le regard sociétal, avec une mutation du statut du patient[279]. Le rôle croissant des patients et des citoyens s'exprime par des associations et collectifs interassociatifs de patients, regroupés en fonction des pathologies (pour le VIH : Act up, TRT-5 ; pour le cancer : Europa Donna, Seintinelles…). Ces nouveaux acteurs ont une forte exigence de transparence, ce qui va dans le sens de l'EBM. Les normes de l'EBM rassurent le patient de plus en plus soucieux de sa

[278] Conseil National de l'Ordre des Médecins (2018). Médecins et patients dans le monde des data, des algorithmes et de l'intelligence artificielle.

[279] Bureau-Point E., Hermann-Mesfen J. Les patients contemporains face à la démocratie sanitaire. Anthropologie et Santé, 2014, 8.

sécurité, tout en encourageant sa participation ainsi que l'intervention des nouveaux acteurs. Tout cela remet en cause le « colloque singulier » du médecin et du patient, parfois perçu comme paternaliste, en le mettant sous un regard plus sociétal. L'air du temps (démocratisation d'Internet, évolution des mentalités, rôle des associations, droits du patient) a permis cette évolution vers l'accessibilité et le partage de l'information médicale. Ce partage possible de la subjectivité est un facteur favorisant l'extension de l'EBM. PatientsLikeMe (2005) est un réseau social sur Internet où des personnes atteintes de certaines maladies spécifiques peuvent échanger des informations sur leur maladie, leur traitement et leur expérience. Ce partage du dossier médical représente un changement de paradigme dans la relation patient-médecin, vers une « subjectivité partagée ». Le rassemblement d'un plus grand nombre de cas permettrait également à la recherche médicale de progresser[280]. Internet par ailleurs facilite des initiatives ouvertes de nature variée : Covidtracker, Hackathon, James Lind Library & alliance, AllTrials.net…

Conclusion

Comme on l'a bien expliqué, « l'opposition entre "art" et "science" est devenue un poncif du débat épistémologique […] Elle est dans les débats toujours axiologiquement surchargée et conceptuellement imprécise. Tantôt elle est mobilisée pour opposer l'attention au particulier (art) à la focalisation sur le général (science) ; tantôt pour opposer une démarche holiste (art) à une démarche réductionniste (science) ; ou encore, pour opposer une approche intégrative (art) à une méthodologie exclusive (science) ; le bricolage du savoir-faire (art) aux connaissances exactes (sciences) ; la prise en compte du subjectif (art) à la neutralité objective des connaissances (sciences), etc. »[281].

---

[280] Tout ceci a une contrepartie. En juin 2019, PatientsLikeMe est acheté par la société d'assurance et de soins de santé United Health Group et la plateforme en ligne est intégrée à sa division de recherche.

[281] Demazeux S. Postface. In A. Guillen (Ed.). Essais d'épistémologie pour la psychiatrie de demain (pp. 119-130). Éd. Ères, Toulouse, 2017.

Du point de vue épistémologique, l'opposition est certes désormais stérile. La médecine est à la fois un art du soin et une science de la découverte, un savoir-faire qui nécessite une expertise, mais qui repose aussi sur des connaissances fondamentales, et il n'est pas utile de s'en désespérer. L'EBM n'invalide pas la médecine comme art, puisque l'acte médical implique toujours la phronesis face à la singularité des cas et l'importance de la clinique qui doit dicter l'usage des outils techniques. L'analyse logique des énoncés médicaux montre d'ailleurs leur spécificité, qui est caractérisée par l'intervention de valeurs, c'est-à-dire de ce qui est préférable, à la différence des énoncés scientifiques, qui restent neutres de ce point de vue.

Il reste que du point de vue diachronique, celui de l'historien, le dilemme « médecine, art ou science ? » et les dichotomies afférentes présentent l'intérêt d'être des outils permettant de reconstituer le récit d'un art en évolution. Il est difficilement contestable que l'EBM, dernier avatar de l'épidémiologie clinique et des essais cliniques, nés d'un mariage de médecine clinique et épidémiologie, réalise l'idéal objectiviste de la médecine scientifique. Loin de réaliser une rupture sur le plan théorique, elle reste en cela en parfaite continuité avec elle. L'EBM n'invalide pas la médecine comme science et s'articule par ailleurs bien en cela avec un autre idéal, celui de la médecine de précision. Mais l'EBM, administration complexe de la preuve, générant un appareil de contrôle de la recherche et des soins, reste encore mal comprise, d'autant que la vocation pédagogique des débuts a été abandonnée[282].

Au terme de cette étude, le dilemme « médecine, art ou science ? » n'est pas apparu une simple question de mot. Il est à prendre au sérieux dès lors qu'il possède un sens à l'aune de l'histoire, qu'il révèle une dynamique interne de la médecine, qu'il dévoile aussi l'ambiguïté profonde de son statut entre art et science, qui résulte de la nature même de ce qu'elle étudie, le pathologique, où se conjuguent objectivité et subjectivité[283].

---

282 Azria E. L'humain face à la standardisation du soin médical. La Vie des Idées, 2012.

283 Debru C. Georges Canguilhem, science et non-science. Éd. Ulm, Paris, 2004.

Jean-Claude Dupont est Professeur d'Histoire et Philosophie des sciences à l'Université de Picardie Jules Verne (Amiens), rattaché au Centre d'Histoire des Sociétés, des Sciences et des Conflits (CHSSC-EA 4289). Il a publié seul ou en collaboration des articles et des ouvrages dans le domaine de l'histoire des neurosciences, de l'embryologie, de la pharmacologie et de la médecine, ainsi : *Charcot* (Paris, Belin, 2008) ; *L'invention du médicament, une histoire des théories du remède* (Paris, Hermann, 2013) ; avec Jean-Gaël Barbara, Eduard Kolchinsky et Marina Loskutova *Russian-French links in biology and medicine* (Saint-Pétersbourg, Nestor-Historia, 2012) puis *Biologie et médecine en France et en Russie. Histoires croisées (fin XVIIIe-XXe siècle)* (Paris, Hermann, 2016) ; avec Céline Cherici, *Les querelles du cerveau. Comment furent inventées les neurosciences* (Paris, Vuibert, 2008) ; *L'exploration cérébrale. Histoire récente et nouveaux outils* (Paris, Hermann, 2015) ; *Physique de l'esprit. Empirisme, médecine et cerveau (XVIIe-XIXe siècles)* (Paris, Hermann, 2018) et enfin *L'anatomie sans les arts ? Le corps en images à l'époque moderne (XVIIe-XVIIIe siècles* (Paris, Hermann, 2019).

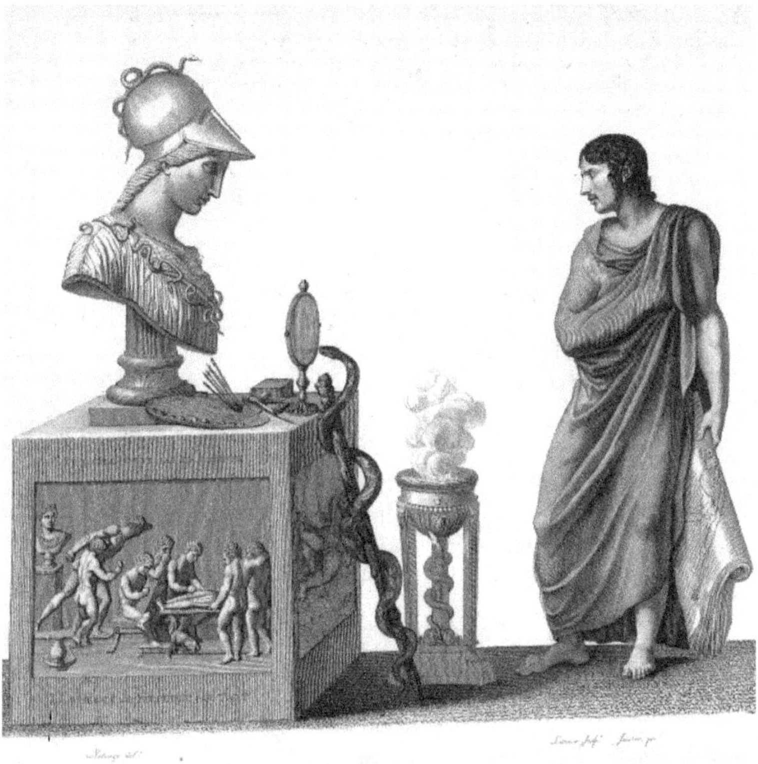

Réf. image Medica : med00504x0001

« L'art s'illustre par la science. La science se perpétue par l'art - Anatomie du gladiateur combattant applicable aux beaux-arts, ou traité des os, des muscles, des mécanismes des mouvements, des proportions et des caractères du corps humain ».

Auteur de l'ouvrage Salvage, Jean Galbert

Ouvrage : Anatomie du gladiateur combattant applicable aux beaux-arts, ou traité des os, des muscles, des mécanismes des mouvements, des proportions et des caractères du corps humain

Edition Paris : chez l'auteur, 1812

Cote00504

Adresse permanente de cette image

https://www.biusante.parisdescartes.fr/histmed/image?med00504x0001

Médecine, Microbiologie et Pandémies

Geneviève Héry-Arnaud

« Il s'est passé tant de choses, tant de choses se sont défaites et recomposées autrement, nos sentiments, nos idées, jusqu'à la façon que nous avions de regarder, de parler, de marcher et de dormir. Quelques-uns sont morts, d'autres ont perdu la raison. Nous ne serons jamais plus les mêmes ». JMG Le Clézio, La Quarantaine, 1995.

Le langage en médecine : entre art et science

Si la langue est le miroir de l'âme, la « novlangue » est le symptôme du mal qui infeste le corps médical (autant qu'administratif du reste[284]). La première pandémie du XIXe siècle est venue exacerber cette dérive linguistique et a ceci de révélateur qu'elle montre combien il est urgent de se pencher sur le langage médical pour la bonne santé de nos âmes.

COVID[285], SARS-CoV2[286], PCR[287], NGS[288], FFP-2[289], « contact tracing », « retro-tracing », tant de mots nouveaux qui envahirent notre langage du quotidien (quitte à le rendre encore plus suffocant, comme si le port permanent d'un masque ne l'était déjà pas assez). Y compris nos hautes autorités sanitaires qui, c'est du moins l'impression qu'elles en donnèrent, s'abritèrent derrière ce jargon (pour ne pas dire « jargonnage » ou pire, « jargonning ») fait d'acronymes et d'anglicismes pour les adeptes de l'hybride. À tel point que l'Académie française, notre honorable institution garante du bon usage de la langue de Molière, se sentit obligée de se fendre d'un communiqué expliquant comment dans l'usage, par métonymie, la maladie a

[284] Velut S. L'hôpital, une nouvelle industrie. La langue comme symptôme. Éd. Gallimard, Paris, 2020.
[285] Coronavirus infectious disease.
[286] Severe acute respiratory syndrome coronavirus.
[287] Polymerase chain reaction.
[288] Next generation sequencing.
[289] Filtering face piece.

pris le nom du virus qui la provoque (« le COVID »), mais qu'il serait préférable d'employer le féminin étant donné que l'acronyme anglais signifie « la maladie provoquée par le coronavirus ». Drôle d'époque qui pourrait faire regretter le temps où latin ou grec étaient à la source de création de nouveaux mots et où l'usage du terme *morbus* (littéralement « prêt à mourir ») eût été préféré à « disease ». En l'occurrence, la langue française peut se consoler en se rappelant que l'étymologie de « disease » est l'ancien français « desaise », nom féminin qui signifie souffrance et maladie ; l'honneur est sauf. Depuis le Siècle des Lumières, l'Académie française (fondée en 1634 et officialisée en 1635 par Richelieu[290]) a toujours été aux côtés (au chevet ?) de la médecine et des sciences pour accompagner la diffusion dans la langue française du nouveau vocabulaire généré par ces nouvelles connaissances. Son *aggiornamento* fut accéléré au XIXe siècle avec l'entrée de représentants du monde des « savants », manière d'officialiser que science et médecine étaient pourvoyeuses d'un champ lexical suffisamment important pour que l'Académie s'y penchât. Louis Pasteur, un des pères fondateurs de la microbiologie médicale, grand ordonnateur de la vaccination, chimiste et non-médecin faut-il le rappeler, y entra en 1881. Il signait, d'un large « L. Pasteur » solidement ancré sur la boucle finale du R de Pasteur, sa présence aux séances de l'Académie aux côtés d'immortels tout aussi célèbres que Dumas fils, Hugo et Renan. À la fin du XIXe siècle, la microbiologie médicale bien que balbutiante était soutenue par une pratique de la langue française irréprochable (il n'y a qu'à lire les écrits laissés par Pasteur) si bien que microbiologie et langue françaises étaient toutes deux incontournables dans les colloques internationaux.
Force est de constater que le lexique actuel du microbiologiste médical laisse de moins en moins de place à « l'art de la médecine » par ses praticiens pour le remplacer par un vocabulaire technologique qui cache un monde extrêmement

[290] « La principale fonction de l'Académie sera de travailler avec tout le soin et toute la diligence possibles à donner des règles certaines à notre langue et à la rendre pure, éloquente et capable de traiter les arts et les sciences » (article XXIV).

calibré. Paul Valéry l'avait anticipé : « L'accroissement du nombre des mots techniques presque indispensables dans la langue de l'usage est la mesure du changement de siècle du XVIIe au XXe siècle ». La révolution biologique opérée dans la seconde moitié du XXe siècle avec la découverte de l'ADN[291] trouva son apogée en microbiologie à l'orée du XXIe siècle et sa prééminence avec la pandémie COVID (2020 -...). Le monde des laboratoires d'analyse médicale a désormais fait place à de super techniciens de la médecine biologique et à des ingénieurs qualité, lesquels s'appuient davantage sur des procédures, des normes et des logiciels (et bientôt l'intelligence artificielle) que sur le raisonnement pratique et l'empirisme, entité hautement répréhensible, car difficilement normalisable. La marge de manœuvre d'un microbiologiste médical pour exercer son art, c'est-à-dire de démontrer sa capacité à réfléchir sur la base de ses connaissances académiques et de son expérience propre, s'amenuise au fur et à mesure que son champ lexical professionnel s'anglicise et s'« acronymise »[292]. Le phénomène d'échappement est accentué par les nouvelles technologies de séquençage dit massif qui sont désormais incontournables en microbiologie. Les masses de données à analyser deviennent telles qu'un cerveau humain, même doté de capacités exceptionnelles, est incapable d'y voir clair. La microbiologie doit s'appuyer désormais sur la bio-informatique pour les aspects « omiques » (métagénomique, métatranscriptomique, etc.). L'écueil pour cette nouvelle microbiologie, en particulier la bactériologie qui embrasse à elle toute seule la troisième branche du vivant, serait de se délester du préfixe « bio » au profit de l'informatique. Or, nous le constatons à présent, à l'aune de nombreuses inepties publiées sur le microbiote ou de son exploitation par des bonimenteurs vénaux plus intéressés par leur compte en banque que par le juste soin prodigué au patient : pour être pertinentes, les données de séquençage se doivent d'être validées par la biologie, ce qui suppose une connaissance approfondie des microorganismes et des pathologies, mais également la mise en œuvre d'essais cliniques. Par conséquent, le défi pour les futures générations de

[291] Un autre acronyme... Celui-ci signifie acide désoxyribonucléique.
[292] Néologisme.

microbiologistes médicaux est de réaffirmer la préséance de la réflexion et d'éviter que les sciences biologiques à visée médicale ne se vident de leur art pour n'être que technologie. Pas toujours facile au sein d'une spécialité aussi polymorphe que la biologie médicale qui regroupe des disciplines aussi différentes que la biochimie, l'hématologie, la bactériologie, la virologie, ou la génétique. La microbiologie est pourtant un formidable terreau pour cultiver la réflexion : les bactéries ne cessent de réinventer des mécanismes d'antibiorésistance qu'il est vital de comprendre pour mieux les combattre à l'heure où l'on doit tout mettre en œuvre pour éviter l'entrée dans une ère post-antibiotique ; de nouvelles espèces sont identifiées par dizaines avec l'avènement des nouvelles techniques « omiques », espèces qu'il est important de décrire précisément pour en comprendre le fonctionnement[293] ; l'étude des microbiotes devient pertinente dans de nombreuses maladies, infectieuses bien sûr, mais également métaboliques, rhumatologiques, hépato-gastroentérologiques, dermatologiques, psychiatriques, etc. S'ils relèvent ce défi, les microbiologistes devraient devenir (rester ?) de formidables partenaires pour les cliniciens que ni les automates ni l'intelligence artificielle ne pourront remplacer.

Une médecine en quête de science

Le langage, nous l'avons vu, est primordial pour habiter son art, car il est une des voies par laquelle le médecin ne se cantonne pas à l'approche technologique de la maladie, mais peut également prendre en considération sa dimension humaniste[294]. Une autre voie pour exercer du mieux possible son art est que le médecin repose sa pratique sur des bases scientifiques solides. Au prime abord, cet argument pourrait

[293] Ne pas oublier que bon nombre d'inventions et de découvertes majeures en biologie et médecine proviennent de l'étude des bactéries : régulation génétique de la synthèse des enzymes (Jacques Monod, Prix Nobel de physiologie ou médecine 1965), système de ciseaux moléculaires CRISPR-Cas (Emmanuelle Charpentier, Prix Nobel de chimie 2020) pour ne citer que ces deux exemples.

[294] Qui a trait aux humanités, à la connaissance des langues et des littératures anciennes ; qui privilégie l'Homme et les valeurs humaines.

paraître antinomique étant donné que la démarche scientifique est basée sur la rigueur et que l'art de la médecine laisse un degré de liberté à l'improvisation. Il serait pourtant faux de croire que la science relève uniquement de la raison. L'artiste et l'homme/la femme de science regardent le monde, l'un pour le sublimer, l'autre pour l'expliquer. La finalité est différente bien sûr, mais le point de départ est le même : l'imagination. Pour citer Claude Bernard : « Jamais, dans les sciences expérimentales, la logique seule ne suffit ». Ce qui rejoint l'analyse d'Albert Einstein quand il disait que « l'imagination est plus importante que la connaissance », que « la connaissance est limitée alors que l'imagination englobe le monde entier, stimule le progrès, suscite l'évolution ». Ce qui frappe en effet chez les grands poètes comme chez les grands scientifiques, c'est la capacité à voir au-delà des apparences du réel. Ainsi, alors que depuis l'Antiquité la croyance commune concernant le monde microbien était celle de la génération spontanée, Francesco Redi (1626-1697), médecin, écrivain, spécialiste des insectes et des parasites, eut la force d'esprit suffisante pour contrecarrer l'idée du développement microbien *ex nihilo* alors même que les microbes n'étaient pas encore découverts. Il mit au point des expérimentations démontrant de manière rigoureuse la nullité de la théorie de la génération spontanée[295]. Il fallut attendre en effet les travaux d'Antoni Van Leeuwenhoek, savant néerlandais polisseur de lentilles, pour que la première observation des formes de vie microscopiques (« *animalcula* ») soit publiée dans les années 1673-1677 mettant ainsi un sérieux coup de bistouri à la théorie aristotélicienne[296]. Le dernier coup de grâce fut porté en 1861 par les expériences

---

[295] Publiées dans son traité : Esperienze intorno alla generazione degl'insetti (Redi F. Esperienze intorno alla generazione degl'insetti. Accademia della Crusca, Florence, 1668), F. Redi prouva que les vers de la chair en putréfaction étaient des larves d'œufs de mouches.

[296] M. Leewenhoeck, Regnerus de Graaf : A Specimen of Some Observations Made by a Microscope, Contrived by M. Leewenhoeck in Holland, Lately Communicated by Dr. Regnerus de Graaf. In: Phil. Trans. Volume 8, 1673, p. 6037-6038.

de Louis Pasteur menées durant 4 ans avec les fameux et si élégants ballons à col de cygne[297].

Jeter un regard sur l'histoire de la médecine et de ses grands Hommes fut plus que jamais une démarche salutaire en ces temps de pandémie, où s'entremêlèrent tant de sentiments contradictoires : la volonté d'être utile qui est propre à la vocation d'altruisme de tous ceux qui font le choix d'une profession médicale ; l'excitation scientifique du microbiologiste face à l'émergence d'un virus inconnu ; l'inquiétude pour les siens devant les chiffres de morbi/mortalité relayés quotidiennement ; l'impuissance devant toutes les questions posées auxquelles tout microbiologiste intègre se devait de ne pas répondre, sauf à dire « je ne sais pas », faute de pouvoir fournir une réponse scientifiquement validée ; l'incrédulité si ce n'est la colère face aux déclarations de certains « grands » dirigeants de ce monde et de certains confrères peu scrupuleux du devoir de réserve qu'impose l'incertitude scientifique ; enfin et surtout, l'émerveillement devant les progrès de la science et de la recherche clinique capables de front de sortir un vaccin en un temps record tout en respectant la démarche salutaire de la médecine par la preuve ; et, cerise sur le gâteau, l'immense respect pour le travail et la ténacité de la chercheuse hongroise Katalin Karikó, pionnière contre vents et marées de la technologie innovante des vaccins à ARN messager.

Des œuvres pour conjurer ses peurs

Paradoxalement, la dimension planétaire de la pandémie « COVID 19 » nous poussa à nous tourner sur notre environnement le plus proche. Quand on a la chance d'habiter en Finistère, l'évasion est à portée de bottes. Des chemins de douaniers depuis la côte des Légendes jusqu'aux rives de l'Odet aux sentiers entre la forêt de Huelgoat et les monts d'Arrhée, sur le bord des petites nationales qui serpentent entre l'Aulne et

[297] « Sur les corpuscules organisés qui existent dans l'atmosphère, examen de la doctrine des générations spontanées » Leçon professée à la Société clinique de Paris, le 19 mai 1861 par M. Louis Pasteur.

l'Elorn et mènent jusqu'au Kreizh Breizh[298], des kilomètres d'une nature somptueuse s'offrent à notre esprit qui vagabonde plus vite que nos jambes (bien que le mouvement de celles-ci soit indispensable à la mise en marche du couple *animus-anima* !) Tandis que l'esprit cheminait dans un entrelacement entre réflexion et imagination, l'œil s'arrêta sur ces hautes croix de granit qu'il convient d'appeler parfois calvaires en référence à la colline du Golgotha où les Romains infligeaient la crucifixion aux condamnés à mort[299]. Elles sont si nombreuses dans ce coin de Bretagne qu'elles font partie du paysage où elles marquent ici une croisée de chemins, là l'entrée d'un petit bois ; objet à la fois minéral par sa pierre et vivant par ses plaques de lichen qui dessinent de somptueux tatouages gris-vert mâtinés de jaune et viennent ainsi réchauffer cette peau granitique. Mon regard fut soudain intrigué par ces petites bosses qui ornaient régulièrement bon nombre des fûts centraux des calvaires. Certes, mon œil avait bien noté leur présence, mais mon intellect n'avait jamais cherché à en comprendre la symbolique, arrêté sur la simple réjouissance de contempler ces monuments religieux qui portent vers le Très-Haut l'âme bretonne. Est-ce l'œil d'une bactériologue habitué à reconnaître des formes (*cocci* ou bacille ?), l'éternelle curiosité qui l'anime, la relecture récente de « La Peste » de Camus dont l'évocation permanente des bubons refaisait surface ? Toujours est-il que le besoin irrépressible d'en connaître la signification se fit sentir.

Ces croix aux fûts épineux, bosselés ou écotés furent érigées principalement dans l'évêché du Léon à la fin du XVIe siècle et au début du XVIIe siècle. Ces croix de peste (« kroaziou ar vossen ») puisqu'il s'agit bien de cela, sont l'œuvre/le témoignage de la peur provoquée par les épidémies de peste[300] qui touchèrent très durement la Bretagne par vagues successives

---

[298] Centre Bretagne (Côtes-d'Armor).

[299] Le Calvaire est la colline où Jésus-Christ fut crucifié. Tout monument qui représente au moins trois personnages présents au Golgotha pourra être appelé calvaire. On ne considère pas comme suffisante la seule représentation du Christ (crucifix).

[300] La peste est une maladie des rongeurs, principalement véhiculée par le rat, et transmise à l'Homme par piqûres de puces de rongeurs infectés. C'est le pasteurien Alexandre Yersin qui découvrit en 1894 le bacille responsable de la maladie, *Yersinia pestis*, bactérie d'une extrême virulence.

entre le XIVe et le XVIIe siècle. Le fléau de la peste marqua durement les esprits et inspira les œuvres religieuses de l'époque. Le plus ancien et le plus effroyable des fléaux qu'ait jamais connu l'Humanité reste la peste qui causa plus de ravages à elle toute seule que toutes les guerres réunies. La première épidémie recensée est la « peste d'Athènes » qui ravagea la Grèce au Ve siècle av. J.- C. et aurait causé la mort de milliers de personnes dont celle du père de la démocratie athénienne, Périclès (495 av. J.- C.-429 av. J. - C.). Elle fut ensuite repérée pour la première fois dans le bassin méditerranée au temps des Mérovingiens et se répandit en Europe jusqu'au VIIIe siècle. Cette première pandémie[301] dite de « Peste Jaune » ou Peste de Justinien (du nom de l'empereur romain d'Orient) épargna apparemment la Bretagne qui devint alors une terre d'accueil pour de nombreuses populations migrantes en provenance de ses grandes îles voisines, la Grande-Bretagne et l'Irlande. La deuxième pandémie de Peste, dite la Peste Noire ou la Grande Peste, survint au XIVe siècle en Mongolie, et diffusa en Europe via la Route de la Soie, décimant les riches villes italiennes comme Gênes et Florence. En France, le port de Marseille, haut lieu d'échanges commerciaux fut la porte d'entrée principale du terrible bacille. L'Europe fut ainsi décimée ; on estime qu'un tiers de sa population en mourut. Cette fois-ci, la Bretagne loin d'être épargnée, fut très durement touchée par des bouffées épidémiques successives qui perdurèrent jusqu'au XVIIe siècle. Des villages entiers furent emportés ; les survivants pétrifiés d'horreur se tournèrent alors vers la seule chose réellement tangible à l'époque : la religion. « Que faire alors pour lutter contre ce fléau sinon prier », nous dit le Père Job an Irien[302]. En Bretagne, il existe des relations très particulières avec la mort, héritées des pratiques religieuses et culturelles qui entouraient les rites funèbres pétris d'une foi à la fois celte et chrétienne. Sur les calvaires, dans les petites chapelles, les ossuaires, les enclos paroissiaux, le personnage de l'Ankou (avatar du dieu

---

[301] Du grec ancien « pan » (tous) et « démos » (peuple). Se dit d'une épidémie qui touche une zone géographique internationale.

[302] « Klenvejou-red e penn-ar-bed. Les épidémies en Finistère », livre bilingue du Père Job an Irien paru en 2020 aux éditions Minihi Levenez.

celte Ogmios) et le saint Diboan (avatar d'un autre dieu celte Sucellos) côtoient les saints anti-pesteux, Santig Du (« petit saint noir »), Saint-Sébastien, Saint-Roch, Saint Côme et Saint Damien. Le territoire finistérien se quadrille peu à peu de « kalvars »[303]. Chaque calvaire de cette époque est comme un traceur épidémique du passage de la peste. Un accès de peste est vu comme la colère de Dieu qui s'abat sur la population coupable de péché. Au gré des bouffées épidémiques, on érige des monuments d'art à la gloire des saints protecteurs pour implorer leur protection. C'est ainsi que fut érigé le calvaire de Plougastel-Daoulas à la suite d'un vœu solennel des paroissiens fait en 1598 pour obtenir la cessation de la peste qui semait la désolation en pays de Léon et de Cornouaille. Les vœux se répétèrent sur tout le territoire de Basse-Bretagne, de Guimiliau à Saint-Thégonnec en passant par Pleyben, Kroas Nevez,... etc. Le culte des saints anti-pesteux coïncide avec la naissance des ateliers de sculpteurs sur pierre depuis le grand atelier ducal du Folgoët (1423-1509) jusqu'à l'atelier du virtuose Roland Doré (1618-1663)[304]. Ces monuments devaient coûter fort cher, mais représentaient le seul espoir de survie des populations. La ferveur populaire de l'époque a traversé les siècles à travers les complaintes bretonnes (« gwerz ») dont la plus célèbre reste « La Peste d'Elliant* ».

Le choix de la représentation figurative des bubons par la sculpture de petites bosses, appelés aussi écots, sur toute la surface des fûts centraux et parfois des croisillons, se comprend aisément tant l'apparition de ce symptôme a frappé les esprits, car il signait une mort quasi inexorable. C'est bien la peste bubonique[305] qui frappe la Bretagne à partir du XIVe siècle. Elle se manifeste par l'apparition de pustules qui se nécrosent et des bubons au cou, à l'aisselle ou à l'aine[306]. Ces manifestations

[303] Calvaires en breton.

[304] Le Seac'h E. Sculpteurs sur pierre en Basse-Bretagne, les ateliers du XVe au XVIIIe siècle. PUR, Rennes, 2014.

[305] À la différence de la peste pulmonaire responsable d'une grave épidémie qui survint à Madagascar en 2017.

[306] « Quand un microbe [...] est capable en trois jours de temps de quadrupler le volume de la rate, de donner aux ganglions mésentériques le volume d'une orange et la consistance de la bouillie, il n'autorise justement pas d'hésitations ». Albert Camus. La Peste. Éditions Gallimard, Paris, 1947.

sont accompagnées d'accès de fièvre, de vertiges et de délires (comme le relate la complainte de la Peste d'Elliant*), et les rares guérisons sont quasi-miraculeuses.

À l'époque actuelle, ces relations avec le sacré et l'irrationnel peuvent être perçues comme un atavisme rétrograde. Mais, lorsqu'en 2020 je me baladais sur les sentiers finistériens avec alors encore le masque pour seul moyen de prévention, mais le fol espoir d'une vaccination prochaine, j'en arrivais à la conclusion que l'art, représenté en cet instant par ce somptueux art breton à ciel ouvert, était la plus belle des valeurs refuges quand la médecine ne peut plus rien. Manière de reconnaître finalement que la médecine est aujourd'hui une science (ce qui ne l'empêche pas d'être encore bien ignorante sur le monde des microbes) et qu'il faut tourner son regard ailleurs pour y trouver de l'art.

*Un passage de La Peste d'Elliant

La Peste est partie d'Elliant,
Elle a emporté sept mille et cent
Cruel eut été le cœur de celui qui n'eut pleuré,
S'il eut été au bourg d'Elliant,
En voyant sept fils d'une même maison.
Allant en terre dans une même charrette !
La pauvre mère les traînait,
Le père suivait en sifflant,
Il avait perdu la raison ! ....
Il fallait interrompre la grand'messe,
À cause du bruit des charrettes ferrées. ...
— Seigneur saint Gily, disait-elle.
Logez mes enfants dans votre maison ! —
— Comment pourrais-je les loger ?
Mon église est pleine, jusqu'aux seuils ;
Et mon cimetière, jusqu'aux murs ! —
Il faut bénir les champs,
Pour mettre une partie des cadavres ;
Il faut bénir les croix,
Pour arrêter la Mort ! —

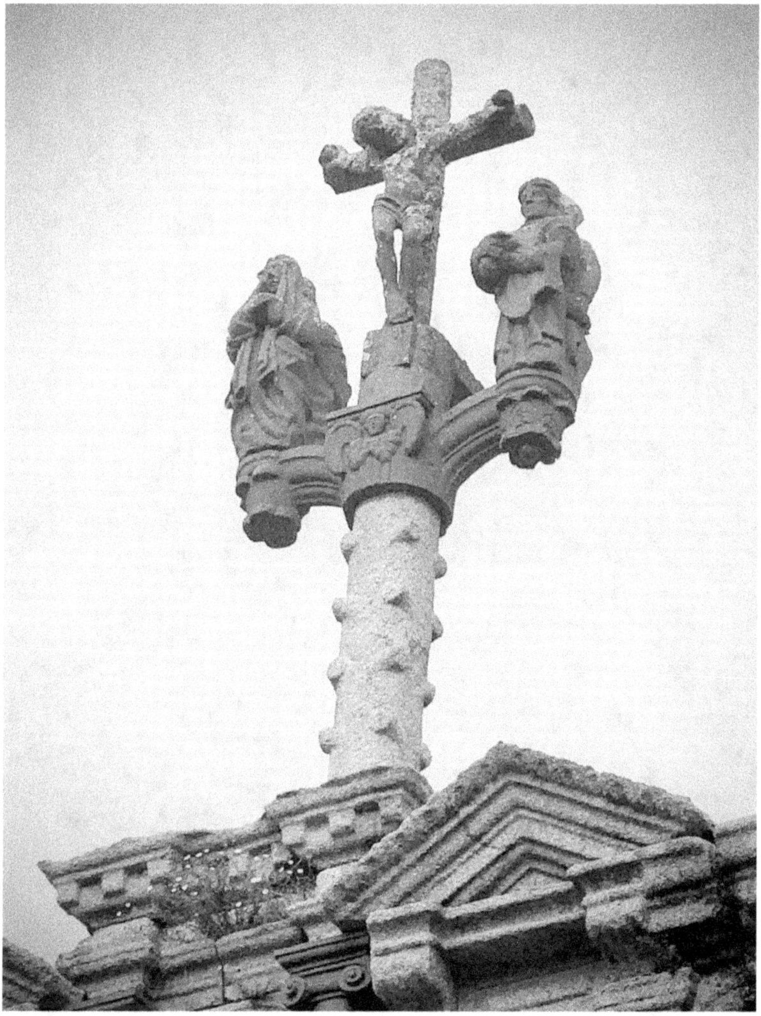

Photo du **calvaire anti-pesteux situé sur l'Arc de Triomphe (1585-1590) de l'enclos paroissial de Sizun (29)**. L'un des plus beaux du genre en Bretagne, très représentatif de l'art de la Renaissance. On note les écots figurant les bubons de la peste sur le fût central du calvaire. (crédit photo © Geneviève Héry-Arnaud)

Geneviève Héry-Arnaud est Professeur des Universités et Praticien hospitalier (PU-PH) en bactériologie. Passionnée par la microbiologie, la Bretagne chevillée au corps, ses travaux de recherche portent sur la compréhension du microbiote en médecine, en particulier dans les maladies respiratoires chroniques. Elle est l'auteure de *Ces microbes qui nous veulent du bien*, paru en 2020 aux éditions Humen Sciences et de *Pierre Le Damany, un grand médecin breton* (Éd. L'Harmattan, 2020).

La médecine, art ou science ?

Philippe Liverneaux

Le simple fait de s'interroger sur la place qu'occupe la médecine dans l'art ou la science démontre d'abord qu'elle n'est pas claire et ensuite qu'elle n'appelle pas seulement une, mais plusieurs définitions. Si l'on en croit celles des dictionnaires, la réponse n'est en effet pas évidente. Dans le Larousse, la médecine serait « l'ensemble des connaissances scientifiques et des moyens de tous ordres mis en œuvre pour la prévention, la guérison ou le soulagement des maladies, blessures ou infirmités[307] ». Ici, on considère que la science occupe une place prépondérante dans la médecine. L'art est tout simplement passé sous silence. La définition de l'Académie française est plus ouverte : « science qui a pour objet l'étude, le traitement, la prévention des maladies ; art de mettre, de maintenir ou de rétablir un être vivant dans les meilleures conditions de santé[308] ». Ici, la science et l'art sont placés sur un pied d'égalité. Mais de quel art les académiciens parlent-ils ? S'agit-il de l'art au sens esthétique, créatif, sensible ou plutôt de l'art au sens de l'habileté, du talent, du don ? Quant à la santé, elle ne se réduit pas à la médecine, comme la définit l'Organisation mondiale de la santé : « La santé est un état de complet bien-être physique, mental et social, et ne consiste pas seulement en une absence de maladie ou d'infirmité[309] ».

C'est pourquoi il est indispensable d'aborder cette question de la place de la médecine par rapport à l'art et la science sous plusieurs angles. En effet, même si l'on croit sincèrement faire preuve d'objectivité, la définition de la médecine dépend inconsciemment du milieu d'où l'on vient et de celui dans

---

[307] https://www.larousse.fr/dictionnaires/francais/m%c3%a9decine/50082

[308]http://stella.atilf.fr/Dendien/scripts/tlfiv5/visusel.exe?11;s=651770565;r=1;nat=;sol=0

[309] Préambule à la Constitution de l'OMS. Conférence internationale sur la Santé, New York, 19-22 juin 1946, signé le 22 juillet 1946 par les représentants de 61 États, et entré en vigueur le 7 avril 1948 http://www.who.int/suggestions/faq/fr/index.html

lequel on évolue. Que l'on soit philosophe, historien, sociologue ou tout simplement médecin (on le constate en parcourant les chapitres de cet ouvrage), chacun selon son habitus défend une approche différente de l'objet « médecine ». On l'aura compris, il est inutile de s'immiscer dans de stériles querelles de clocher, le problème est plus complexe qu'il n'y paraît au premier abord.

Je vous livre ici une analyse très personnelle, inévitablement partielle, voire partiale. Mais c'est du terrain que je tire ma légitimité et c'est du terrain que s'est forgé progressivement et que continue de se développer ma conception de la médecine. Ici, point de réflexion intellective, seul un banal retour d'expérience forge mon modeste point de vue. Ainsi, au milieu de cet aréopage de penseurs des sciences et des arts, je risque paradoxalement alors que je suis chirurgien, donc médecin, de jouer le rôle du candide au sein de cette difficile problématique.

Quitte à m'éloigner un peu du sujet et plutôt que d'envisager la médecine en général, c'est sur la chirurgie en particulier que je vais concentrer ma « dissection ». Avant tout, la chirurgie se distingue de la médecine par l'action de la main. Le mot « chirurgie » lui-même ne provient-il pas de l'appariement de *χείρ* ou *kheír* qui signifie « main » en grec ancien et de *ἔργον* ou *ergon* qui veut dire « travail » dans la même langue ? La chirurgie en effet, contrairement à la médecine, implique des manœuvres externes ou opérations internes sur les tissus, notamment par incision et suture. La main joue un rôle capital dans la chirurgie, exactement comme celle de l'artisan dont l'origine provient de l'italien *artigiano*, qui signifie « celui qui exerce un métier ». La chirurgie n'est-elle pas un métier manuel et par conséquent un artisanat ? En revenant au point de départ, à savoir si la médecine est un art ou une science, j'y ajoute volontiers un troisième élément fondamental à mes yeux, l'artisanat. À la lumière de ces précisions, le titre de ce chapitre pourrait être : la chirurgie est-elle un artisanat, un art ou une science ? Mais cette hypothèse ne correspond pas à la réalité du terrain. La chirurgie est un concept, nécessairement vague, qui embrasse un large plan théorique inspiré de nombreuses pratiques. J'emploierai donc ici le terme « chirurgien » au lieu de celui de « chirurgie », car le chirurgien est le véritable acteur qui agit dans le concret. Je me permets donc de formuler encore une fois la question qui nous préoccupe : un chirurgien est-il un artisan, un artiste ou un scientifique ?

La question de la main est centrale dans l'artisanat. Si selon les dictionnaires un artisan est une personne qui pratique un métier manuel selon des normes traditionnelles, alors le chirurgien entre tout à fait dans cette catégorie.

Autrefois, sous l'Ancien Régime, les artisans organisés en corporations suivaient une longue formation et franchissaient une à une les étapes initiatiques qui jalonnaient leur parcours en passant successivement du grade d'apprenti à celui de compagnon pour finir à celui tant convoité de maître. Ne parle-t-on pas encore aujourd'hui de compagnonnage pour définir un des modes d'apprentissage de la chirurgie ? Avant de rejoindre les médecins, les chirurgiens du passé suivaient un enseignement scolaire et non universitaire[310]. Les écoles de chirurgie fleurissaient un peu partout en Europe avant de disparaître au profit des facultés de médecine, avec comme sous-entendu l'introduction de la science dans le cursus.

Mais à la Révolution française se produit un cataclysme. Toute règlementation, considérée comme obstacle au progrès, et tout privilège dont celui d'exercer la médecine ont été abolis. La loi du 2 mars 1791 donna à quiconque le droit de mener l'activité que bon lui semblait. La loi du 15 septembre 1793 supprima les facultés de médecine[311]. Les conséquences de cette politique désastreuse aboutirent à la multiplication des charlatans, conjurateurs, escrocs et sorciers (l'Histoire se répète aujourd'hui avec la caisse de résonnance qu'offrent les réseaux sociaux aux antivax, aux promoteurs de traitements non éprouvés voire charlatanesques ainsi qu'aux complotistes qui soit nient l'existence même de la COVID 19 soit au contraire

---

[310] Liverneaux P. Si la chirochirurgie navale m'était contée. Maîtrise Orthopédique, 2004, 138 : 16-23.

[311] Loi relative à l'exercice de la médecine, du 19 ventôse, an 11 de la République [...] signé Bonaparte, premier Consul ; contresigné, le Secrétaire d'État, Hugues B. Maret ; et scellé du sceau de l'État. Vu, le grand-juge, ministre de la justice, signé Regnier. Delaunay P. D'une révolution à l'autre, 1789-1848. L'évolution des théories et de la pratique médicale. Éd. Hippocrate, Paris, 1949.

prétendent que la pandémie est fabriquée de toutes pièces par une conspiration de milliardaires).

Avec le Consulat, un peu d'ordre est remis dans la formation des médecins. L'Internat créé sous Bonaparte dispensait une formation théorique, mais aussi pratique à tous les futurs chirurgiens[312]. C'est à ce moment que la chirurgie a rejoint la médecine. Il n'en demeure pas moins que le chirurgien reste un artisan lorsqu'il entre dans un bloc opératoire. Les gestes des orthopédistes s'inspirent de ceux des ébénistes et des mécaniciens dont ils partagent les instruments, ceux des viscéraux empruntent aux couturières et aux brodeuses et ceux des microchirurgiens aux horlogers suisses ou franc-comtois. Ne sont-ce pas là des métiers artisanaux ? L'orthopédiste ne travaille pas sur du bois, mais sur de l'os avec des ciseaux gouges, un marteau et des vis à compression ou bloquées. Le viscéral ne suture pas de la dentelle, mais des tissus mous avec du fil et une aiguille. Le microchirurgien ne répare pas le mécanisme d'une montre à gousset, mais des artères ou des nerfs aussi fins et fragiles qu'une pendule à mouvement perpétuel. C'est évident, tels un ébéniste, une brodeuse ou un horloger, un chirurgien est un artisan, mais pas que ça.

La question de la nature de l'art n'est pas encore résolue, car là encore le concept est flou. Les dictionnaires fournissent plusieurs définitions de ce qu'est un artiste. On peut avancer qu'il s'agit d'une personne qui possède un sens de la beauté tel qu'il lui permet de créer une œuvre d'art. Mais un scientifique qui fait une découverte n'est-il pas tout autant le créateur d'une belle œuvre ? Une autre approche de l'artiste, plus prosaïque, le considère comme une personne qui exerce professionnellement un des beaux-arts ou, à un niveau supérieur à celui de l'artisanat, un des arts appliqués. Mais un grand chef de cuisine qui invente une recette ne produit-il pas un art appliqué de haute voltige ? Dans ce contexte, le chirurgien est aussi un artiste. Doit-on pour autant se satisfaire de cette affirmation ? Assurément non. Pour aborder cette question de l'art dans la chirurgie, il faut aller plus loin, entrer dans les détails du

312 Huard P. Sciences, Médecine et Pharmacie de la Révolution à l'Empire 1789-1815. Éd. Roger Dacosta, Paris, 1970.

processus artistique. Voilà pourquoi je propose de diviser l'art en trois parties afin de traiter plus rationnellement (et moins artistiquement) le sujet : la sensibilité à la beauté, la créativité aboutissant à l'œuvre, et le trac de la performance.

La sensibilité à la beauté que ressentent le peintre, le musicien ou le poète s'exerce respectivement sur l'œil, l'oreille et sur la rêverie. La sensibilité à la beauté du chirurgien s'exerce sur son geste par l'intermédiaire d'un autre organe des sens : le tact. Tous les chirurgiens vous diront qu'on éprouve une incontestable jouissance à pratiquer une intervention chirurgicale, pas simplement parce qu'on transgresse un tabou en agissant sur le corps d'un de ses semblables, mais aussi parce qu'on prend plaisir au travail bien fait. Du point de vue de la sensibilité à la beauté du geste, le chirurgien est donc un artiste.

La créativité est l'essence même de l'artiste. On connaît l'angoisse de la page blanche chez l'écrivain. On connaît moins celle du chirurgien qui la ressent parfois devant un cas complexe. Christian Debry la décrit très bien dans le premier chapitre de son roman lorsque son personnage, un chirurgien angoissé la veille d'une opération difficile, se tourne et retourne dans son lit jusqu'au petit matin, souffrant d'une lombalgie d'origine psychologique, souhaitant même la mort de son patient dont l'opération rendue inutile le libérerait purement et simplement du poids de sa paresse et de sa culpabilité[313]. À l'inverse, il arrive à l'occasion d'une situation exceptionnelle qu'une idée pionnière germe dans l'esprit d'un chirurgien. Un nouvel instrument, une nouvelle technique, une nouvelle indication peuvent jaillir de sa cervelle. Il la teste au laboratoire d'anatomie, demande à un industriel de lui fabriquer un prototype, convainc une start-up d'investir dans son innovation. Contrairement aux idées reçues, l'artiste n'a pas le monopole de la créativité. On la trouve dans toutes les activités humaines et la chirurgie n'y échappe pas, à la différence près que l'innovation en chirurgie doit respecter des règles éthiques drastiques. On ne peut pas faire n'importe quoi en chirurgie ! Ces précautions prises, du point de vue de la créativité, le chirurgien peut parfois se montrer artiste.

---

313 Debry C. J'incise. Éd. Stock, Paris, 2019.

Le trac lors de la performance est une constante chez les artistes du spectacle vivant. Il peut les paralyser, mais bien maîtrisé il peut au contraire les désinhiber jusqu'à leur faire donner des représentations inoubliables. Le légendaire égo des chirurgiens qui n'a d'égal que celui des artistes au moment d'entrer sur la scène d'un théâtre ou d'un opéra ou celui des sportifs en compétition olympique est remis en question lorsqu'il s'agit de travailler devant le public intime du bloc opératoire ou retransmis en direct lors d'une « live surgery » au cours d'un congrès ou d'un webinar[314]. À la différence de l'artiste qui peut reprendre son œuvre lorsqu'elle ne lui convient pas, le chirurgien n'a pas d'autre choix que de mener son opération jusqu'à son terme. Il ne couche pas sur du papier une œuvre romanesque, il ne peint pas sur une toile un portrait ou un paysage figuratif ou non et ne joue pas un morceau de musique ancienne ou dodécaphonique. Son matériau de travail est le corps humain vivant. Mais si certains artistes peuvent composer une œuvre à l'abri de leur atelier, il en est d'autres qui doivent se produire à l'occasion d'un spectacle vivant. La fausse note d'un hautbois dans un orchestre symphonique fait froncer pour un soir les sourcils du chef d'orchestre, mais la section maladroite d'un nerf au cours d'une opération a des conséquences définitives sur la santé du patient. Le trac, renommé stress en chirurgie, fait parfois faire des miracles à des chirurgiens talentueux, mais aboutit hélas aussi, y compris chez des chirurgiens expérimentés, à des événements indésirables graves aux conséquences dramatiques chez un patient anesthésié. Il faut donc distinguer l'œuvre de sa performance. Le chirurgien ressemble plus à un violon solo qu'à un sculpteur. Du point de vue du trac, le chirurgien peut être considéré comme un artiste.

Attention, si le chirurgien se rapproche par certains aspects de l'artiste, il n'en demeure pas moins que la chirurgie n'est pas un moyen d'expression pour celui qui l'exerce ! De cet autre point de vue, où l'éthique dicte sa loi, le chirurgien ne doit en aucun cas se prendre pour un artiste.

---

[314] Liverneaux P. Live Surgery. Éd. L'Harmattan, Paris, 2018.

Selon les dictionnaires, la science serait un ensemble cohérent de connaissances relatives à certaines catégories de faits, d'objets ou de phénomènes obéissant à des lois et/ou vérifiés par les méthodes expérimentales. Si l'on se restreint à cette définition, la chirurgie est une science, mais le chirurgien n'est en aucun cas un scientifique. D'abord il ne doit pas faire son expérience clinique sur ses patients, ensuite il ne doit pas faire des expériences scientifiques sur eux. Si le chirurgien français Dupuytren disait dans la première moitié XIXe siècle : « beaucoup voir, beaucoup faire, peu lire », et le chirurgien américain Halstead dans la seconde affirmait : « voir une fois, faire une fois, enseigner une fois », le dogme qui prévaut actuellement est tout autre : « jamais la première fois sur un patient[315] ».

C'est maintenant qu'il convient de faire une différence fondamentale entre deux catégories de chirurgiens par rapport à la science. La première est celle des chirurgiens n'exerçant que la chirurgie. Leur temps de travail n'est consacré qu'aux patients. On peut les considérer comme des artisans toujours, des artistes parfois, des scientifiques jamais. On les appellera par convention les chirurgiens-artisans. La seconde est celle des chirurgiens universitaires. Ils exercent exactement comme les premiers, mais s'ajoute à leur pratique clinique celle d'enseignant-chercheur. On les appellera par convention chirurgiens-scientifiques. Ils sont un peu schizophrènes, car ils doivent jongler en permanence entre chirurgien-artisan et chirurgien-scientifique. Il s'agit principalement des MCU-PH (maître.sse de conférence des Universités-praticien.ne hospitalier. ère) et des PU-PH (professeur. e des universités-praticien.ne hospitalier.ère), dont le statut de bi appartenant les fait relever d'une part du ministère de la Santé, et d'autre part du ministère de l'Enseignement supérieur et de la recherche. Leur mission est triple : soin-enseignement-recherche. Lorsqu'ils sont au bloc opératoire, le patient reste leur préoccupation première, mais lorsqu'ils sont impliqués dans un travail de recherche, ils doivent obéir aux deux axiomes fondamentaux de la science, le doute et l'objectivité.

---

[315] *Ibid*

Contrairement aux religions, la science n'accepte pas la vérité révélée, elle doute en permanence, progresse par petits pas, apprend de ses erreurs. On comprend que le chirurgien-artisan doit lutter en permanence contre ses propres erreurs, parce que la santé et/ou la vie de son patient en dépendent. La méthode de travail du chirurgien-artisan est la suivante : il pose un diagnostic, décide d'une indication et enfin pratique une opération. Cela n'a rien de scientifique. Il s'agit de pratiquer une profession selon les règles de son art.

La méthode de travail du chirurgien-scientifique, en revanche, comme celle de tout chercheur, relève du postulat d'objectivité cher à Jacques Monod[316]. Un protocole de recherche, quel que soit le domaine scientifique, est toujours le même : on commence par faire un état de l'art du sujet à investiguer, on pose une hypothèse, on rassemble un matériel, on définit une méthode, on obtient des résultats, on produit une discussion, et on termine en répondant à l'hypothèse de départ. Le chirurgien-scientifique déclare ses liens d'intérêt, s'appuie sur l'avis d'un comité d'éthique, énonce des références bibliographiques, analyse ses statistiques, apporte des tableaux de données et illustre son propos par une iconographie bien choisie. La différence est énorme avec son confrère chirurgien-artisan. Dans un cas on fait tout pour éviter les erreurs, dans l'autre on fait tout pour les comprendre. C'est également grâce à la science, en l'occurrence la sociologie, que l'apprentissage de la chirurgie évolue.

Une nouvelle méthode d'apprentissage, la pratique délibérée, mise au point par Ericsson[317] permet d'atteindre un niveau d'expertise dans n'importe quel domaine comme le sport, la musique ou les échecs. La pratique délibérée commence à peine à être utilisée dans l'enseignement de la chirurgie qui, traditionnellement fondé sur le compagnonnage et la simple expérience, ne permet pas en 5 ans d'Internat d'atteindre un niveau de performance autorisant l'exercice de la chirurgie en

[316] Monod J. Le Hasard et la Nécessité : Essai sur la philosophie naturelle de la biologie moderne. Éd. Seuil coll. « Points Essais », Paris, 1970.

[317] Ericsson KA. Acquisition and maintenance of medical expertise: a perspective from the expert-performance approach with deliberate practice. Acad Med. 2015, 90: 1471-86.

autonomie complète, même avec la nouvelle réforme du 3e cycle mise en œuvre depuis peu.

Avant la réforme, la formation d'un chirurgien durait au minimum 7 ans après les études de médecine, dont 5 d'Internat et 2 de post-Internat. Avec cette réforme, la durée de l'Internat est ramenée à 6 ans, puisque l'Internat est allongé d'un an, mais le post-Internat devient facultatif. Il s'agit là d'une faille au cours de l'apprentissage de la chirurgie que la pratique délibérée pourrait permettre de combler. Elle porte déjà ses fruits dans plusieurs disciplines chirurgicales[318]. Par exemple, certains auteurs ont amélioré la performance de chirurgiens juniors qui opéraient des fractures du radius distal. La première étape a consisté à filmer leurs opérations, la seconde à leur attribuer un score OSATS (Objective Structured Assessment of Technical Skills), la troisième à leur rendre un feedback de leurs erreurs, et la dernière à leur donner des pistes d'amélioration. Cette étude a fait passer ces chirurgiens du niveau 3 au niveau 5 (maximum) de performance[319].

Ainsi, un chirurgien-artisan n'est pas un scientifique, contrairement à un chirurgien-scientifique dont la recherche est l'une de ces trois missions statutaires.

Au total, un chirurgien ne se réduit pas à un artisan, peut éventuellement posséder certaines qualités artistiques, et ne produit de la science que dans le cas où son statut universitaire le lui permet (ce qui n'empêche pas certains chirurgiens sans statut universitaire de participer à des travaux de recherche scientifique chirurgicale). Cette définition est encore insuffisante. On oublie en effet dans la question de départ (médecine : art ou science ?) un élément central, le patient, car un médecin ou un chirurgien a pour objet de prendre soin avant tout de son patient. S'ajoute alors une qualité cruciale qui manque à beaucoup de chirurgiens, car elle ne fait pas partie des critères de sélection à l'entrée des facultés de médecine où elle

---

318 Ducournau F, Liverneaux P. Deliberate practice as a method of teaching surgery. J Hand Surg Eur Vol. 2021, doi: 10.1177/17531934211026068.

319 Ducournau F, Meyer N, Xavier F, Facca S, Liverneaux P. Learning a MIPO technique for distal radius fractures : Mentoring versus simple experience versus deliberate practice. Orthop Traumatol Surg Res. 2021, doi: 10.1016/j.otsr.2021.102939.

n'est toujours pas enseignée : l'empathie. Ne l'oublions jamais, le matériau du chirurgien est l'humain. Tout chirurgien sait, dans l'intimité du cabinet de consultation, que la personnalité de son patient joue un rôle déterminant dans la qualité du résultat de son intervention. Et cela, ni l'art ni la science ne le prédisent. Seules des prédispositions naturelles à l'empathie et l'expérience de la relation humaine permettent de l'approcher. J'ai tenté d'aborder cette question de la déshumanisation des hôpitaux dans un roman paru en 2021[320].

Enfin et hélas, il me faut terminer sur une note pessimiste.

À l'heure où la confiance en la médecine est mise à mal notamment à la suite des infox qui se sont déchaînées à l'occasion de la COVID 19 par certains médecins irresponsables en quête de gloire éphémère et qui les ont largement propagées dans les médias, l'équation « médecine = art + science » paraît aujourd'hui complètement désuète. Entre 2001 et 2010, la fraude scientifique a augmenté de 44 % et le nombre de rétractations d'articles a été multiplié par 19[321]. Il ne faut pas confondre la fraude scientifique qui relève de la violation de la déontologie de la recherche et de l'éthique professionnelle avec l'erreur scientifique qui est involontaire. Certes la fraude scientifique n'est pas nouvelle,[322] mais elle a pris une dimension exceptionnelle depuis la pandémie à coronavirus où l'on a vu publier puis rétracter des manuscrits[323] avec fabrication de données et des protocoles scientifiques ne respectant pas les règles éthiques en vigueur depuis le code de

---

[320] Liverneaux P. Un urgent besoin d'humain. Éditions du Signe, Strasbourg, 2021.

[321] Reller T. Falsification, fabrication and plagiarism: the unholy trinity of scientific writing. Elsevier, 23 août 2013. https://www.elsevier.com/connect/archive/falsification-fabrication-and-plagiarism-the-unholy-trinity-of-scientific-writing

[322] Broad W, Wade N La souris truquée, enquête sur la fraude scientifique. Éd. Seuil, coll. Science ouverte, Paris, 1987. Fischman J. Fake Peer Reviews, the Latest Form of Scientific Fraud, Fool Journals. Chronicle of Higher Education, 30 septembre 2012. Oransky I. Retraction count grows to 35 for scientist who faked emails to do his own peer review. sur retractionwatch.com, 17 septembre 2012.

[323] https://pubpeer.com/

Nuremberg[324]. Plus grave encore, la presse et les réseaux sociaux se sont chargés de propager des infox qui mettent à mal non seulement la politique sanitaire, mais encore les fondements de la démocratie.

Parallèlement à cette explosion de fraude scientifique, la médecine en général et la chirurgie en particulier viennent d'entrer dans une ère d'espoir, mais aussi de crainte avec le développement effréné de la santé connectée qui risque de les faire basculer dans une froide et impitoyable industrie où le chirurgien ne pourrait devenir qu'un technicien exécutant aux ordres des algorithmes, des ingénieurs et des gestionnaires. Doit-on s'inquiéter de l'insuffisance de protection des données en santé numérique ? Peut-on faire confiance aux objets connectés lorsque le Collège des cardiologues américains reconnaît que tous les dispositifs cardiaques implantables courent le risque d'être la cible de pirates, avec des dangers potentiels pour la santé des patients[325]. Doit-on continuer à promouvoir la robotique en chirurgie lorsqu'on sait par exemple qu'elle n'apporte aucune valeur ajoutée dans la prise en charge du cancer de la prostate[326] ?

En clair, si la médecine restera toujours l'art de soigner, on peut se demander s'il existera encore des médecins humanistes pour la pratiquer demain.

La médecine surmontera-t-elle ces nouveaux défis ?

---

[324] Trials of War Criminals Before the Nuernberg [Nuremberg] Military Tribunals Under Control Council Law No. 10, vol. II, Washington, DC, U.S. Government Printing Office, 1949-1953, p. 181-183.

[325] Baranchuk A, Refaat MM, Patton KK, Chung MK, Krishnan K, Kutyifa V, Upadhyay G, Fisher JD, Lakkireddy DR. American College of Cardiology's Electrophysiology Section Leadership. Cybersecurity for Cardiac Implantable Electronic Devices: What Should You Know? J Am Coll Cardiol. 2018 Mar 20;71(11):1284-1288.

[326]https://www.has-sante.fr/upload/docs/application/pdf/2016-12/rapport_robot_vd.pdf

Philippe A. Liverneaux, Professeur des Universités et Chirurgien des Hôpitaux au CHRU de Strasbourg, mène de front deux carrières.
Sur le plan médical, il est membre de l'Académie Nationale de Chirurgie, ancien président de la Société Française de Chirurgie de la main, de la Société Française de Microchirurgie et la Robotic Assisted Microsurgery & Endoscopic Surgery Society. Il a publié plus de 200 articles scientifiques et de nombreux ouvrages de chirurgie.
Sur le plan littéraire, il est membre de l'Académie Rhénane, du Groupe des Écrivains Médecins et de la Société des Écrivains d'Alsace, Lorraine et Territoire de Belfort. Il a publié un essai d'éthique médicale *Live Surgery,* chez L'Harmattan en 2018, un roman historique *Le manuscrit perdu de Pierre Loti* chez Do Bentzinger en 2019 qui a obtenu le prix Littré, et *Un urgent besoin d'humain*, roman sociétal aux Éditions du Signe en 2021.

Table des matières

Structures éditoriales du groupe L'Harmattan

L'Harmattan Italie
Via degli Artisti, 15
10124 Torino
harmattan.italia@gmail.com

L'Harmattan Hongrie
Kossuth l. u. 14-16.
1053 Budapest
harmattan@harmattan.hu

L'Harmattan Sénégal
10 VDN en face Mermoz
BP 45034 Dakar-Fann
senharmattan@gmail.com

L'Harmattan Cameroun
TSINGA/FECAFOOT
BP 11486 Yaoundé
inkoukam@gmail.com

L'Harmattan Burkina Faso
Achille Somé – tengnule@hotmail.fr

L'Harmattan Guinée
Almamya, rue KA 028 OKB Agency
BP 3470 Conakry
harmattanguinee@yahoo.fr

L'Harmattan RDC
185, avenue Nyangwe
Commune de Lingwala – Kinshasa
matangilamusadila@yahoo.fr

L'Harmattan Congo
67, boulevard Denis-Sassou-N'Guesso
BP 2874 Brazzaville
harmattan.congo@yahoo.fr

L'Harmattan Mali
ACI 2000 - Immeuble Mgr Jean Marie Cisse
Bureau 10
BP 145 Bamako-Mali
mali@harmattan.fr

L'Harmattan Togo
Djidjole – Lomé
Maison Amela
face EPP BATOME
ddamela@aol.com

L'Harmattan Côte d'Ivoire
Résidence Karl – Cité des Arts
Abidjan-Cocody
03 BP 1588 Abidjan
espace_harmattan.ci@hotmail.fr

Nos librairies en France

Librairie internationale
16, rue des Écoles
75005 Paris
librairie.internationale@harmattan.fr
01 40 46 79 11
www.librairieharmattan.com

Librairie des savoirs
21, rue des Écoles
75005 Paris
librairie.sh@harmattan.fr
01 46 34 13 71
www.librairieharmattansh.com

Librairie Le Lucernaire
53, rue Notre-Dame-des-Champs
75006 Paris
librairie@lucernaire.fr
01 42 22 67 13

www.ingramcontent.com/pod-product-compliance
Lightning Source LLC
LaVergne TN
LVHW011040061026
849535LV00006B/2099